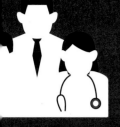

プラクティス・セレクション

糖尿病の療養指導 Q&A vol.1

企画：『プラクティス』編集委員会
編集：繁田幸男

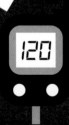

This book was originally published in Japanese
under the title of :

Tonyobyo no Ryoyo Shido Q&A vol. 1

(Questions and Answers for Diabetes Education and Care)

Editor :
Noda, Mitsuhiko
 Professor, Department of Endocrinology and Diabetes,
 Saitama Medical University

© 2018 1st ed.

ISHIYAKU PUBLISHERS, INC.
 7-10, Honkomagome 1 chome, Bunkyo-ku,
 Tokyo 113-8612, Japan

序　文

　雑誌『プラクティス』は，糖尿病の療養指導に資するべく，さまざまな記事を掲載しているが，その大きな柱として「糖尿病の療養指導Q&A」がある．この連載は，糖尿病の患者さんの療養指導に有用な資料として，あるいは療養指導のためのスキルと知識を高める読み物として，毎回大きな好評をもって迎えられており，このたび，これらQ&Aを書籍としてひとつにまとめ，皆様のお手許にお届けする機会を得られたことは，編集者として大きなよろこびである．

　その第1巻である「糖尿病の療養指導Q&A vol.1」は，2011年（28巻）から2014年（31巻）までの内容を収載しており，それらに対して，現在の諸状況を踏まえた必要な改訂を加えるなどして，アップデートしたものである．項目のなかには，全面的な更改が加わった書き下ろしに近いものもある．

　これらQ&Aは，Questionに関しては，雑誌『プラクティス』の編集委員やアドバイザー，コメディカルアドバイザーからのご意見など，アンケートでお伺いしたものを参考に，私自身で構成している．新しいトピックや，みずからが関心や興味をもった事項など，いわば編集者である私からの質問といえるものも多い．対して，それらへのAnswerは，斯界を代表する，そして経験豊富な，多くのご専門の先生方に執筆していただいており，実地に役立つさまざまな具体的な記載から，糖尿病の療養指導に携わるスタッフが知っておきたい新薬などの情報まで，多彩な内容となっている．どうかお手許に置いてご活用いただければ幸いである．

　第2巻以降も引き続き刊行を予定しており，是非今後のシリーズにも期待していただきたい．

　2018年4月　一面の菜の花の季節に

埼玉医科大学　内分泌・糖尿病内科　教授
野田　光彦

執筆者一覧

■編集

野田 光彦　　　埼玉医科大学　内分泌・糖尿病内科　教授

■執筆（執筆順）

岸本美也子	山王病院　内科	(Q1, Q42)
中島 直樹	九州大学病院　メディカル・インフォメーションセンター	(Q2)
佐藤 利昭	松江赤十字病院　糖尿病・内分泌内科	(Q3)
垣羽 寿昭	松江赤十字病院　糖尿病・内分泌内科	(Q3)
山本 悦孝	松江赤十字病院　糖尿病・内分泌内科	(Q3)
吉岡かおり	松江赤十字病院　糖尿病・内分泌内科	(Q3)
引野 義之	松江赤十字病院　栄養課	(Q3)
安原みずほ	松江赤十字病院　栄養課	(Q3)
今岡麻奈美	松江赤十字病院　栄養課	(Q3)
赤名奈緒子	松江赤十字病院　栄養課	(Q3)
藤原 彩菜	松江赤十字病院　栄養課	(Q3)
岡田 浩	国立病院機構京都医療センター　臨床研究センター予防医学研究室／University of Alberta, EPICORE Center 研究員	(Q4)
加藤 昌之	虎の門病院付属　健康管理センター	(Q5)
小野 百合	小野百合内科クリニック	(Q6)
宮本佳代子	聖徳大学　人間栄養学部人間栄養学科	(Q7)
田中 寛	東京家政大学　家政学部栄養学科	(Q8)
松林 直	福岡徳洲会病院　心療内科	(Q9)
武田 由美	福岡徳洲会病院　心療内科	(Q9)
入江潤一郎	慶應義塾大学医学部　内科学教室　腎臓内分泌代謝内科	(Q10)
南 昌江	南昌江内科クリニック	(Q11)
梅田 陽子	京都大学医学部附属病院　リハビリテーション部	(Q12)
林 達也	京都大学大学院人間・環境学研究科	(Q12)
伊藤 修	東北医科薬科大学医学部　リハビリテーション学	(Q13)
財部 大輔	南一色セントラル内科	(Q14)
五十川陽洋	三井記念病院　糖尿病代謝内科	(Q15)
細葉美穂子	市立秋田総合病院　糖尿病・代謝内科	(Q16, Q18)
辻本 哲郎	国立国際医療研究センター病院　糖尿病内分泌代謝科	(Q17)
能登 洋	聖路加国際病院　内分泌代謝科	(Q17)
田口 圓	東芝林間病院　名誉院長	(Q19)
藤井 博之	虎の門病院　薬剤部	(Q20)
軍司 剛宏	国立病院機構東京医療センター　薬剤部	(Q21)
平尾 紘一	HECサイエンスクリニック	(Q22)

大島すみよ	白金台おがわクリニック　看護師	（Q23）
岡村　香織	関西電力病院　糖尿病・代謝・内分泌センター	（Q24）
矢部　大介	関西電力医学研究所　糖尿病研究センター	（Q24）
桑田　仁司	関西電力病院　糖尿病・代謝・内分泌センター，関西電力医学研究所　糖尿病研究センター	（Q24）
浜本　芳之	関西電力病院　糖尿病・代謝・内分泌センター，関西電力医学研究所　糖尿病研究センター	（Q24）
黒瀬　健	関西電力病院　糖尿病・代謝・内分泌センター，関西電力医学研究所　糖尿病研究センター	（Q24）
清野　裕	関西電力病院　糖尿病・代謝・内分泌センター，関西電力医学研究所　糖尿病研究センター	（Q24）
西村　理明	東京慈恵会医科大学　糖尿病・代謝・内分泌内科	（Q25）
壁谷　悠介	埼友クリニック　在宅医療部	（Q26）
渥美　義仁	永寿総合病院　糖尿病臨床研究センター	（Q26）
清水　一紀	心臓病センター榊原病院　糖尿病内科	（Q27）
坂根　直樹	国立病院機構京都医療センター　臨床研究センター予防医学研究室	（Q28）
峯山　智佳	東京都保健医療公社多摩北部医療センター　内分泌・代謝内科	（Q29）
大久保　実	虎の門病院　内分泌代謝科	（Q30, Q35）
山崎　昌子	東京女子医科大学　神経内科	（Q31）
内山真一郎	国際医療福祉大学	（Q31）
堀川　直史	埼玉医科大学かわごえクリニック　メンタルヘルス科	（Q32）
竹内　靖博	虎の門病院　内分泌センター	（Q33）
三澤　園子	千葉大学大学院医学研究院　神経内科学	（Q34）
桑原　聡	千葉大学大学院医学研究院　神経内科学	（Q34）
上野　優美	横浜市立みなと赤十字病院　看護部	（Q36）
調　進一郎	HECサイエンスクリニック	（Q37）
吉藤　歩	東京都済生会中央病院　腎臓内科	（Q38）
利根　淳仁	岡山大学病院　糖尿病センター	（Q39）
四方　賢一	岡山大学病院　新医療研究開発センター	（Q39）
山田　幸男	信楽園病院　糖尿病・内分泌内科，NPO法人障害者自立センター　オアシス	（Q40）
大石　正夫	白根健生病院　眼科，NPO法人障害者自立センター　オアシス	（Q40）
小島紀代子	NPO法人障害者自立センター　オアシス	（Q40）
駒津　光久	信州大学医学部　糖尿病・内分泌代謝内科	（Q41）
柳沢　慶香	東京女子医科大学　糖尿病センター	（Q43）
金子　由梨	済生会西条病院　内科	（Q44）
藤田　寛子	東京都保健医療公社多摩北部医療センター　内分泌・代謝内科	（Q45）
小杉　圭右	こすぎ内科クリニック	（Q46）
豊永　哲至	菊池郡市医師会立病院　糖尿病センター	（Q47）
堀江　正知	産業医科大学　産業生態科学研究所　産業保健管理学研究室	（Q48）

目次
糖尿病の療養指導 Q&A vol.1

序文 iii

1 医療連携・チーム医療

Q1 糖尿病教室をはじめるときに注意すべきことを教えてください　1

Q2 電子カルテと情報の共有化について，今後の展望も含めて教えてください　4

Q3 夜間糖尿病教室の実施について，実際の取り組みを含めて教えてください　7

Q4 薬局での服薬指導を含めた療養指導について教えてください　10

Q5 最近の国民健康・栄養調査の糖尿病に関する結果について教えてください　13

Q6 小児科から内科へ糖尿病療養指導を引き継ぐ際の留意点，工夫について教えてください　18

2 食事・栄養・代謝

Q7 糖尿病腎症の食事療法の留意点について，具体的に教えてください　21

Q8 糖尿病患者の年末年始の食事療法で注意するポイントについて教えてください　26

Q9 摂食障害を併発した糖尿病患者へのアプローチについて，ポイントを教えてください　31

Q10 糖尿病と腸内細菌との関係について教えてください　35

3 | 運動療法

Q11
糖尿病患者がスポーツをするときの留意点・工夫について教えてください … 39

Q12
骨関節障害を有する患者にも応用可能な座位運動プログラムについて，具体的に教えてください … 41

Q13
透析中の運動療法について，保険適用も含めて教えてください … 44

4 | 薬剤

Q14
新しいインスリン製剤とその特徴について教えてください … 47

Q15
GLP-1受容体作動薬療法を行う際のポイントについて，注意点や有効性の見極めかたを含め教えてください … 50

Q16
リラグルチドとエキセナチドの臨床上の違いについて，投与法，効果，副作用の発現も含めて教えてください … 52

Q17
メトホルミン処方にあたっての注意点について教えてください … 55

Q18
インクレチン関連薬を使用する際のシックデイ対策について教えてください … 58

Q19
外来インスリン導入パスについて，実例を含めて教えてください … 61

Q20
高齢者の内服薬管理のための工夫について教えてください … 64

Q21
それぞれの経口血糖降下薬とアルコール摂取との関係について，患者さんへの説明のしかたを含めて教えてください … 67

Q22
インスリン デグルデクへの切り替えのポイントについて教えてください … 70

Q23 外来インスリン導入の際の指導のポイントについて教えてください　　73

Q24 GLP-1受容体作動薬のインスリンとの併用の要点について教えてください　　76

5 | 検査・機器

Q25 CGM（continuous glucose monitoring：持続血糖モニター）について，保険適用も含めて教えてください　　79

Q26 血糖自己測定の保険上のルールについて教えてください　　82

Q27 血糖自己測定時の具体的な注意点について教えてください　　84

Q28 スマートフォンでの健康管理（体重・血糖の管理など）について，活用法や実例を含めて教えてください　　88

6 | 他疾患・合併症

Q29 糖尿病とうつの関係について教えてください　　91

Q30 糖尿病の脂質異常症の特徴について教えてください　　94

Q31 糖尿病における抗血小板療法のポイントと留意点について教えてください　　97

Q32 糖尿病透析患者の心理と心理的ケアのポイントについて教えてください　　102

Q33 糖尿病およびその治療薬と骨粗鬆症との関係について教えてください　　105

Q34 糖尿病神経障害の新薬治療について教えてください　　108

Q35 Diabetic lipemia（糖尿病性脂血症）の病態と治療について教えてください　　111

- **Q36** 糖尿病をもつ認知症の人へのケアについて教えてください　114
- **Q37** 糖尿病透析予防指導管理料について，実際の取り組みも含めて教えてください　116
- **Q38** 糖尿病患者における肺炎球菌ワクチンの接種について教えてください　119
- **Q39** 糖尿病性腎症病期分類の改訂とCKD重症度分類について教えてください　123
- **Q40** 糖尿病患者の失明後のケアの方法について教えてください　126

7 TPO

- **Q41** 高齢者の血糖コントロールについて，留意すべき点を教えてください　129
- **Q42** 災害時の糖尿病治療・糖尿病ケアへの対応は？また，被災生活の長期化にどのように対処したらよいでしょうか　131
- **Q43** 糖尿病をもつ女性が挙児を希望する場合の注意点はなんでしょう　134
- **Q44** 時差のある場所に旅行する際のインスリン注射のタイミングについて教えてください　137
- **Q45** 食待ち検査時のインスリンや血糖降下薬の使用法について教えてください　141
- **Q46** 運転免許と糖尿病，特に無自覚低血糖との関係について教えてください　147
- **Q47** 糖尿病患者の防寒対策について教えてください　149
- **Q48** 糖尿病患者の熱中症対策について教えてください　152

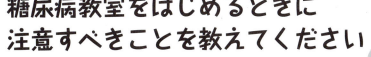

医療連携・チーム医療

1 糖尿病教室をはじめるときに注意すべきことを教えてください

現代社会ではテレビ，ラジオ，雑誌，新聞，インターネットなどで一般向けの健康情報が大量に提供されており，糖尿病に関する知識や情報も簡単に入手できるようになりました．

しかしながら，あまりにも多くの雑多な情報のなかから，本当に自分に適した有用な情報を選択するのは容易ではありません．特に糖尿病は患者さん個々人の病態や，その背景となる生活習慣によって，その療養のポイントが異なるため，メディアからの一般的な情報だけでは不十分かつあいまいであり，ときに誤った情報や理解が病態を悪化させる危険性さえあります．糖尿病教室は専門性の高い医療スタッフが患者さんにとって適切な情報を提供し，患者さんが糖尿病に対する理解を深め，患者さん自身が療養に対する意識を高める場であるべきだと考えられます．そのためにも糖尿病教室をはじめるときには，だれもが参加しやすく，多職種がかかわる，充実した，かつ飽きのこないプログラムで教室が続けられるよう，その場所，時間および内容に注意すべきでしょう．

◆◆ 参加しやすい場所と時間 ◆◆

教室は入院患者さん，外来患者さんを問わず，また家族や糖尿病に関心のある一般の人にも参加していただけるよう，院内のわかりやすくてアクセスのよい場所で開催し，広く知らせる方法を工夫する必要があります．たとえば，教室の場所とプログラムを示したポスターやちらしを院内の複数個所に掲示したり，病院のホームページなどで広く案内したりすればよいでしょう．開催する時間帯は，午前，午後，週に1日終日，また仕事帰りの患者さんも参加できるように夜になど，施設によってさまざまですが，末長く続けられるように，患者さんだけでなく医療スタッフにとっても無理のない時間帯に設定することをお勧めします．複数の講義がある場合，患者さんの集中力が途切れたり，疲れすぎないように，ひとつの講義にかける時間は30分から1時間程度とし，各講義と講義のあいだには休憩を入れるとよいでしょう．

◆◆ プログラム構成 ◆◆

糖尿病教室は糖尿病診療のチーム医療の一環として，そのプログラムは関係する複数職種のスタッフにより構成されることが重要です．また糖尿病は合併症も重要な疾患ですので，糖尿病科のスタッフだけでなく，腎臓内科，眼科，神経内科，循環器科などの複数の診療科のスタッフにも協力してもらうと，より充実した内容になります．たとえば筆者の前勤務施設の国立国際医療研究センター病院では，糖尿病を含めたいわゆる生活習慣病全般について講義する「生活習慣病教室」[1]と，より糖尿病に特化した「糖尿病教室」[2]を隔週で開催しています．**表1**および**表2**にある年の教室プログラムを例として示します（最新のプログラムは文献1)および2)で確認ください）．

表1　生活習慣病教室プログラム（例）

曜日	時間	タイトル	担当
月	2:00～2:40	自分はまだ大丈夫？　生活習慣病	糖尿病内分泌代謝科
月	2:45～3:25	どうして眼科に行くの？～糖尿病と眼のかかわり～	眼科医師
火	2:00～2:40	人間ドックからみた生活習慣病 ～国民的常識に？メタボリックシンドロームとは～	人間ドック担当医師
火	2:45～3:05	高血圧・動脈硬化の食事～塩分制限が大切です！～	管理栄養士
火	3:10～3:50	血管注意報！高血圧，心臓病，動脈硬化について	循環器科医師
水	2:00～2:40	病院の薬は恐い？恐くない？生活習慣病のお薬	薬剤師
水	2:45～2:55	知っているようで知らない？食べ物と薬の飲み合わせ	薬剤師
水	3:00～3:40	①しびれる神経（神経障害のお話） ②見逃さないで，その症状（脳梗塞のお話）	神経内科医師
木	2:00～2:40	①運動のカギ（運動のお話） ②座ってできるストレッチ体操	理学療法士
木	2:45～3:25	肥満と生活習慣病	糖尿病内分泌代謝科
木	3:30～4:10	糖尿病と肥満，脂質異常症の食事～上手な食事のとりかた～	管理栄養士
金	2:00～2:40	生活習慣病は検査が発見してくれる！（検査のお話）	臨床検査技師
金	2:45～3:25	腎臓の仕組み，働きと糖尿病性腎症	腎臓内科医師
金	3:30～3:50	腎臓を守る糖尿病性腎症の食事～糖尿病の食事との違い～	管理栄養士

表2　糖尿病教室プログラム（例）

曜日	時間	タイトル	担当
月	3:00～4:00	「糖尿病」って何？	糖尿病内分泌代謝科医師
火	3:00～4:00	糖尿病食は健康食！	管理栄養士／糖尿病内分泌代謝科医師
水	3:00～4:00	検査からわかる糖尿病	臨床検査技師／糖尿病内分泌代謝科医師
木	3:00～4:00	素敵な足をめざして♪～糖尿病の足の病気の予防～	看護師
金	3:00～4:00	知ってますか？自分のお薬	薬剤師／糖尿病内分泌代謝科医師

糖尿病教育入院パスのスケジュールのなかにも教室参加を組み込み，教育入院の主目的のひとつと位置づけています[3]．また各科の医師，看護師，薬剤師，管理栄養士，臨床検査技師，理学療法士がそれぞれ担当分野のテーマに合わせて，患者さんやその家族にぜひ知ってほしい内容で，かつぜひ参加したいと思えるような，わかりやすく魅力的なタイトルをつけるよう工夫して講義を行っています．さらに糖尿病，肥満，腎障害などの講義の後に，患者さんにとって最も関心の高い「食事」，すなわち糖尿病食，肥満にならないための食事，腎臓病食の講義をするなどのプログラム構成にも留意しています．

◆◆内容の工夫◆◆

教室の内容は，どうしてもスライドや配布資料を利用したりする講義形式が多くなりますが，同じ患者さんが繰り返し参加されても，その都度「新しい学び」があるように，スタッフも常にその講義内容を見直し，マンネリ化しないように努力する必要があります．多忙な日常業務のなかで毎

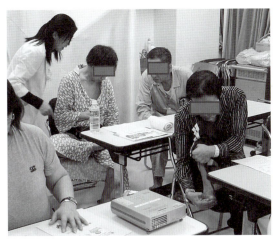

図　教室でフットケアの講義を受け，熱心に自分の足を観察する参加者

回講義内容を変えることは容易ではありませんが，患者さんが興味のありそうなそのときどきの世のなかのトピックスを話のなかに取り入れたり，一切スライドは使わず，持ち時間すべてを患者さんとの質疑応答に使ったりと，いろいろ工夫の余地はあります．そのほか，理学療法士によるストレッチ体操やフットケア外来看護師による講義に引き続き，その場で自分の足を観察する教室（図）などの体験型，実践型の教室も好評です．施設によっては管理栄養士による食事療法の話を聞きながら病院の用意した糖尿病食を食べる教室や，自分で内容や量を考えながらバイキング形式で昼食を食べる教室もあり，患者さんにとっても有益で楽しみな時間となります．色刷りの絵を使って患者さん同士の話し合いを導き出す「糖尿病カンバセーションマップ」[4]を教室で使用している施設もありますが，一方的な講義とは違って，患者さんが気楽に自分の想いを語ったり，質問したり，またほかの患者さんの話を聞く場を提供することで，患者さん自身に「新たな気づき」を与えてくれるツールとして有用です．

◆◆そのほかの注意点◆◆

　ときに，教室参加中に低血糖などで気分不良を訴える患者さんがいます．このような事態に備えて，教室に血糖自己測定セットやブドウ糖を用意しておき，必要ならすぐに担当スタッフに連絡できるようにしておくことが重要です．また，真面目な患者さんが教室が終わるまで体調不良を我慢しないように，あらかじめ声かけをしておくとよいかもしれません．

（岸本美也子）

文　献

1) http://www.hosp.ncgm.go.jp/lecture/lifestyle/index.html
2) http://www.hosp.ncgm.go.jp/lecture/dm/index.html
3) 岸本美也子，野田光彦：チーム医療．教育入院パス．内分泌・糖尿病科，27：355〜365, 2008
4) https://www.nittokyo.or.jp/modules/doctor/index.php?content_id=11

医療連携・チーム医療

2 電子カルテと情報の共有化について，今後の展望も含めて教えてください

　日常の糖尿病診療においては，電子カルテの導入に象徴される電子化が進んできました．ご質問の「電子カルテ情報」とは，診療録の部分だけでなく，血液や画像検査の結果や処方内容なども含まれた診療情報全体のことでしょう．診療情報が電子化されると，電子カルテ端末さえあれば病院のどこにいても患者さんの情報を共有できます．情報セキュリティを確保すれば病院外からの参照も可能です．これによって業務効率や患者サービスの向上，および医療安全が大きく進みます．そのために大規模病院や診療所を中心に電子カルテ化が進んできました．しかし日本の病院（20床以上）全体でみれば電子カルテの導入率は34％強に過ぎず，特に施設数が多い100床以下の小規模病院を中心に電子化の遅れがみられます（2017年度調査）[1]．

◆◆医療施設の壁を越えた情報共有◆◆

　施設の壁を越えた診療情報の共有の方法には大きく分けて，①紙・フィルム，②CDなどの媒体による電子データの受け渡し（以下，可搬媒体による情報共有），③オンラインでの電子データの閲覧や受け渡し（以下，オンラインでの情報共有）の3種類があります．いまでも①の旧来型である紙・フィルムによる情報共有が主流です．しかしながら，紙・フィルムでの情報共有には情報の質・量・保存性などに限界があるため，施設の壁を越えた情報共有のためにも電子化が望まれているわけです．

　電子データで施設の壁を越えた情報共有を行う場合に最低限配慮しなければならない条件が，「情報セキュリティの確保」と「標準化」の2つです．情報セキュリティに関しては「医療情報システムの安全管理に関するガイドライン第5版」に詳しく記載されています[2]．医療では，個人情報保護が常に重要であることは言うまでもありません．また，標準化に関しては，国際標準を中心に厚生労働省標準規格が定められており[3]，近年はその実装も進んできました．

　可搬媒体による情報共有の利点は，その情報共有の責任の所在（責任分界）が紙・フィルムと同じように，細かな取り決めをしなくてもわかりやすいことです．つまり，患者さんに渡った時点で患者さんに情報取り扱い責任が渡り，紹介先医療機関へ渡ったと同時に責任も渡ります．また，日本の医療保険制度には「フリーアクセス」という誇るべき特徴があります．紙・フィルムを患者さんが持ち運ぶのと同じようにCDなどの情報媒体であれば，患者さんの意思でフリーアクセスを確保することができます．一方で，どこの医療機関にいつ情報共有されたのかを紹介元が正確に把握することができない，という欠点もあります．可搬媒体による情報共有は，特にCTなどの医用画像情報で多くみられるようになりました．これは国際的な標準方式 IHE-PDI (Portable Data for Images) でCDに入力されることが多くなった結果で随分便利になりましたが，まだまだこれに

準拠できていないCDが流通する場合もあり，現場で画像が閲覧できないなどの混乱が生じています．そのために関連6団体による「患者に渡す医用画像CDについての合意事項-改訂版」が発表されています[4]．

近年は，全国的に自治体を単位とした地域でのインターネットを用いた診療情報共有化ネットワークが広がり，2014年には239の活動があることが報告されました[5]．これらは，主として地域における中核病院の病院情報システムでつくられた診療情報を患者紹介元あるいは紹介先のかかりつけ医（開業医）が閲覧する，という一方通行の形が主流であり，今後は相互参照やデータの再利用なども整備されることが期待されます．一方まだ過渡期であるため，電子化に対応できていない医療機関にも十分配慮し，フリーアクセスを阻害しないような運用を行うことが重要になります．また，それぞれの地域により情報の共有範囲（電子カルテまで，あるいはサマリーやレポートまで）などの運用方法が少しずつ異なっており，今後の議論が必要です．

また，2016年度の診療報酬改定では，診療情報提供書などの電子的な送受が算定されることとなり，電子化診療情報共有の追い風となりました．ただし（1）文書に対して保健医療福祉分野の公開鍵基盤（HPKI）による電子署名を施すこと，（2）ネットワークや電子媒体などを通じて他の医療機関に提供する際に厚生労働省「医療情報システムの安全管理に関するガイドライン」を遵守して安全な通信環境を確保すること，が条件です．さらに，マイナンバー制度と連動する医療等IDが2020年頃には配布される予定で，地域内あるいは地域間での患者情報の共有がさらに進むことが期待されます．

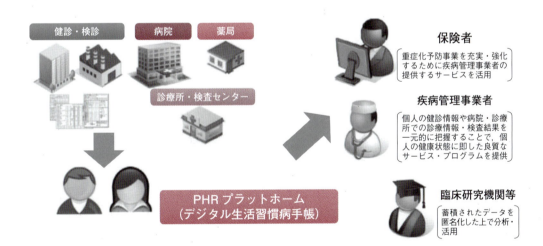

◆ 生活習慣病（糖尿病，高血圧等）疾病管理に用いる手帳をデジタル化することで，HbA1c等の指標となるデータ（生活習慣病の疾病管理に必要なデータ項目セットとして，関連学会において40項目を規定済）を蓄積．本人にとってデータの「見える化」が容易になり，これらのデータを活用して自らの状態に適した疾病管理サービスを利用可能（保険者の重症化予防事業との連携も視野に入れる）．
◆ 蓄積されたデータを匿名化した上で，生活習慣病の臨床研究等にも活用可能

図　PHRプラットフォーム構想（文献6より引用，改変）

◆◆Personal Health Record（PHR）の進展◆◆

　2010年度から内閣官房を中心として推進された「どこでもMY病院」構想は，現在はPHRに受け継がれ，患者さんとの糖尿病情報の共有と自己管理ツールとして注目されています．お薬手帳や糖尿病連携手帳を電子化し，患者さんのスマートフォンなどでタイムリーに自己閲覧できる仕組みで，電子カルテとの連携や，家庭体重や血糖，血圧なども入力などにより，医療連携先での医療者による状態把握にも活用されることが期待されます．さらに総務省による2015年度の「クラウド時代の医療ICTの在り方に関する懇談会」では，今後PHRプラットフォームを構築し，医療者や患者さんのみならず，データヘルス計画などで保険者，疾病管理事業者，臨床研究機関などとも情報を共有し，国家の課題として生活習慣病を取り扱う方向性が述べられています[6]．これを受けて，国立研究開発法人日本医療研究開発機構などにより，標準化やビジネスモデルなどに関していくつもの実証事業が進められており，近い将来に普及することが期待されています．

（中島直樹）

文　献

1）保健医療福祉情報システム工業会：保健医療福祉情報システムの市場規模調査に関する調査研究．2017.
2）厚生労働省：医療情報システムの安全管理に関するガイドライン 第5版.
　http://www.mhlw.go.jp/stf/shingi2/0000166275.html
3）医療情報標準化推進協議会：医療情報標準化指針提案申請・採択状況.
　http://helics.umin.ac.jp/helicsStdList.html
4）日本医療情報学会：患者に渡す医用画像CDについての合意事項　改訂版.
　http://www.jami.jp/PDI/pdi2.pdf
5）日医総研：ITを利用した全園地域医療連携の概況 年度版）別冊資料.
　http://www.jmari.med.or.jp/download/WP357_append.pdf
6）総務省：クラウド時代の医療ICTの在り方の関する懇談会報告書.
　http://www.soumu.go.jp/menu_news/s-news/01 ryutsu02_02000114.html

医療連携・チーム医療

3 夜間糖尿病教室の実施について，実際の取り組みを含めて教えてください

糖尿病は教育の病気といわれ，病気をよく理解することで治療効果が高まります．限られた外来時間内で，糖尿病についての系統だった，まとまった知識をお伝えすることは至難の業です．そのため，当科では外来糖尿病教室を年6回で実施していましたが，それとて日中開催の教室は，仕事をもつ方々にとって，参加しづらいものがありました．

その対応策として，1994（平成6）年より，境界型糖代謝異常者，軽症糖尿病患者を対象として，夜間糖尿病教室を開催することにしました．夜間教室は毎週水曜日午後6時から1時間の予定で開催され，教育テーマは第1回「糖尿病とは」，第2回「糖尿病の食事」，第3回「糖尿病の治療」の3回シリーズで構成され，通年で繰り返し実施されています．2003（平成15）年からは，それまでの講義形式の指導から患者参加型の対話形式の指導に変更し，個別性を重視した指導を行っています．

◆◆糖尿病外来初期診療クリニカルパス◆◆

2005（平成17）年からは，夜間糖尿病教室を組み込んだ外来指導クリニカルパスを導入し，個別指導と集団指導を絡めた指導を展開しています．図1は初期診療クリニカルパスに基づいた，患者手渡し用の糖尿病外来初期診療計画書です．患者を中心とし，患者の思いを起点として医療スタッフが協力して指導にあたることを前面に押し出しています．この計画書を用いて今後の治療および指導の進めかたを説明し，患者の理解を得ます．

◆◆初診時の指導◆◆

図2は，クリニカルパス医療者用（1）で，初診時の医療スタッフの指導の流れを示しています．初診患者は主治医の診察と簡単な当日の診療の流れの説明後，血液検査や尿検査を受けます．主治医は，これらの検査で得られた糖尿病および合併症の状態を把握した後に，患者指導を行います．患者の検査結果を説明しながら，どうして異常値が出るのか，考えられる原因について説明しながら，患者と一緒に日常生活の問題点を考えます．そのなかで，糖尿病の原因・症状・合併症の説明を行い，糖尿病についての理解と治療の必要性の理解が深まるように指導を行います．

外来看護師によるオリエンテーションの後，栄養指導と生活指導に移行します．栄養指導では，これまでの食生活聞き取り調査のなかで，糖尿病の原因，悪化の原因となるような問題がないかどうか一緒に考え，食生活の修正指導を行います．運動不足の解消を目的とした生活指導も同様に進めます．生活指導後に，夜間教室の案内を行いますが，その際に男性患者や高齢者では，調理担当者（配偶者，娘など）の参加もお願いします．

糖尿病外来初期診療計画書

お名前　　　　　　　　様　　　　　　　　　　　　　　　　　　平成　年　月　日
　　　　　　　　　　　　　　　　　　　　　　　　　　　　　　主治医（　　　）
病名：　糖尿病　　境界型(糖尿病)
患者様の食事療法の指示カロリーは（　　　　）kcalです。

	初診　月　日	夜間教室(1)　月　日	夜間教室(2)　月　日	夜間教室(3)　月　日	再診　月　日
夜間教室講義内容 場所:栄養相談室		テーマ：糖尿病とは	テーマ：糖尿病の食事	テーマ：糖尿病の治療	
検　査	診察後、血液検査・尿検査・心電図検査があります。				診察前に血液検査・尿検査があります。
内科医師 （内科外来）	糖尿病全般の説明と現在の状態の説明をいたします。	糖尿病の病気と治療について勉強しましょう。	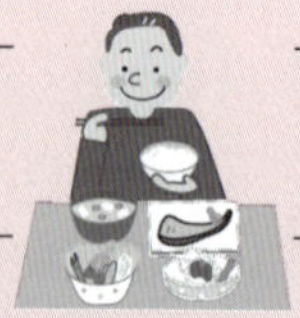	糖尿病の運動療法について勉強しましょう。 （必要時、糖尿病のお薬の説明があります）	検査結果をもとに診察があります。
眼科医師 （眼科外来）	眼底検査を行い、現在網膜症がないか調べます。 （　月　日）				必要時、眼科診察があります。
管理栄養士 （栄養相談室）	これまでの食生活の聞き取りと栄養指導をいたします。		糖尿病の食事療法について勉強しましょう。	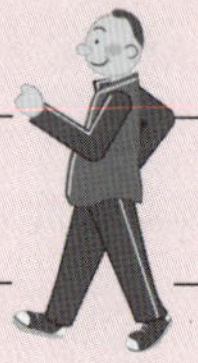	初診から現在までの食生活の聞き取りと栄養指導をいたします。
保健師 （生活指導室）	これまでの生活の聞き取りと生活指導をいたします。夜間教室の案内をいたします。				お薬の治療が開始された場合、低血糖について説明します。

以上説明をうけました。　　患者氏名　　　　　　　　　　　　　　　　　　　　　　松江赤十字病院　2006.9

図1　糖尿病外来初期診療計画書（患者手渡し用）

◆◆夜間糖尿病教室での指導◆◆

　図3は，クリニカルパス医療者用（2）で，医療スタッフにおける夜間糖尿病教室と再診時での指導の流れを示しています．2型糖尿病は多種多様な状態を含む高血糖症候群であり，合併症の状態も考えあわせれば，100人の患者がいれば100とおりの病態が存在します．夜間糖尿病教室は集団指導ではありますが，個別データを把握しながら，対話形式での指導を行うことにしています．話が盛り上がり脱線することもしばしばで，時間延長となることも多いのですが，患者の当事者意識を格段に高めることができます．

　糖尿病の合併症の説明では，細小血管症と同様の重みづけを動脈硬化症に置いています．血糖コントロールと同様に動脈硬化の危険因子である，高血圧，脂質異常症，肥満，喫煙習慣の改善が重要であることを強調しています．良好な血糖コントロールでの体重調整の意義の理解も大切で，その達成のためには食事療法と運動療法が重要で欠かせないものであることをお話しして，第2回の「糖尿病の食事」，第3回の「糖尿病の治療（運動療法）」へとつないでいきます．

　食事療法指導，運動療法指導も同様に対話形式で行い，やれるところからやってみようという気持ちを引き出すよう工夫しています．指導は具体的に行い，一度に多くの目標や過大な目標を設定せず，成功体験のなかで患者が自信を深められるように配慮しています．

糖尿病外来初期診療計画
クリニカルパス医療者用(1)
患者氏名(　　　　　　)
主治医名(　　　　　　)

	初診
月 日	(　　月　　日)
検査	○血液検査(血糖・HbA1c・OGTT・生化学) ○尿検査 ○心電図
	○主治医より糖尿病全般の説明 ○検査結果をもとに現在の患者の状態を説明 ○主治医より治療について説明 ○外来初期計画書渡し □問診 ・症状、現病歴、既往歴、糖尿病の指摘の有無、家族歴、嗜好歴、内服状況 □看護師よりオリエンテーション ＜診療計画について＞ ・診療計画についてのオリエンテーション ・栄養相談室・生活指導室・眼科の案内 ＜受診方法＞ ・次回受診時の受診方法 ・次回来院時の絶食について(必要時) ＊脂質・コレステロール検査がある場合は絶食 △管理栄養士による栄養指導 ・これまでの食生活の聞き取り ・指示カロリーの説明・指導 △保健師による生活指導 ・これまでの生活の聞き取り ・これまでの生活上の問題点について指導 △保健師にて夜間教室の案内、予約
眼科	○△眼底検査・網膜症の有無の説明　(　月　　日受診予定)
アウトカム	スケジュールの理解 自分の病状の理解ができる。
バリアンス	□無 □有(　　　　　　)
サイン	

合併症(該当項目に○)
神経症(無・有)　網膜症(無・単純性・前増殖性・増殖性)
腎症(前期・早期・顕性前期・顕性後期・腎不全期)
動脈硬化危険因子(該当項目に○)
高血圧、高脂血症、高尿酸血症、肥満、タバコ、家族歴
留意事項:

松江赤十字病院　2006.9

図２　クリニカルパス医療者用（1）

糖尿病外来初期診療計画
クリニカルパス医療者用(2)
患者氏名:

	夜間教室(1) テーマ:糖尿病とは	夜間教室(2) テーマ:糖尿病の食事	夜間教室(3) テーマ:糖尿病の治療	再　診
月 日	(　月　日)	(　月　日)	(　月　日)	(　月　日)
検査				○血液検査(血糖・HbA1c・生化学) ○尿検査
指導 説明	○糖尿病の疾患について、治療の必要性についての講義 △出欠確認	△糖尿病の食事についての講義 △出欠確認	○糖尿病の治療についての講義 ○必要時、内服についての説明 △出欠確認	○検査結果をもとに診察・指導 △保健師による生活指導(診察前) ・治療開始して困っていることや食事療法・運動療法の現状などの情報収集 △管理栄養士による栄養指導(診察前) ・初診時から現在までの食生活の聞き取り ・問題点についての指導 △保健師による生活指導(診察後) ・内服開始になった場合、低血糖指導 ・問題点について理解できているか確認
眼科				○△眼底検査・網膜症の病状について説明(必要時)
アウトカム	糖尿病の疾患、治療の 必要性について理解できる。	食事療法について理解できる	治療内容について理解できる。	初診時から現在までの生活を振り返り、生活習慣を改善することができる。
バリアンス	□無 □有(　　)	□無 □有(　　)	□無 □有(　　)	□無 □有(　　)
サイン				

松江赤十字病院　2006.9

図３　クリニカルパス医療者用（2）

◆◆再診時の指導◆◆

再診でも基本的診療の流れは初診時と同様です．患者のもつ異常に合わせての検査指示が出ますが，その採血・採尿の後，栄養指導に移行します．栄養指導は初診同様聞き取り調査が中心となり，聞き取りを通して初診後の食生活の振り返りを行うことが目的です．

再診時の主治医の指導は，検査結果と栄養指導結果を把握したうえで，診察所見を加味して行います．検査結果と診察結果を説明し，改善がみられた場合でも，そうでない場合でも，結果をもたらした原因について，生活の振り返りを行いながら，患者と一緒に考えます．よい結果をもたらしたと思われる行動は続けるよう指導し，患者自身が問題と感じている原因については，対応策を一緒に相談して決めます．対応策についてはできるだけ複数の選択肢を提示し最終的には患者自身が決めることが重要です．3カ月で初期教育クリニカルパスは終了となりますが，十分な改善が得られない患者は，以後も同様の指導を繰り返します．

（佐藤利昭，垣羽寿昭，山本悦孝，吉岡かおり，引野義之，安原みずほ，今岡麻奈美，赤名奈緒子，藤原彩菜）

医療連携・チーム医療

4 薬局での服薬指導を含めた療養指導について教えてください

薬局で，糖尿病患者に対して服薬指導は行われていますが，療養指導を行うことは必ずしも一般的ではありません．しかし，1990年頃から欧米の薬局における糖尿病患者への療養指導の有効性が報告されています[1,2]．近年日本でも，薬局で療養指導を実施すると糖尿病患者の血糖コントロールが改善したという報告も増えてきています[3〜6]．そこで本稿では，海外の研究成果と国内の状況について概説し，最後に国内で実施された介入研究COMPASSプロジェクトで実施された薬剤師による「動機づけ面接」研修プログラムの内容について，その一部を紹介します．

◆◆海外の薬局での療養指導◆◆

1990年代から2000年頃までは対照群のない，前向きの前後比較研究が中心でしたが，2000年半ばころから対照群を置いた介入研究が実施されています．HbA1cを1次アウトカムにした研究では，大きくばらつきがあります．HbA1cのベースラインデータが高いものほど介入後の数値の差は大きくなっており，1.0〜0.5％の改善という報告が多くなっています（図）[1,2]．

1）米国（Asheville project・Ten city challenge）

ノースカロライナ州のアッシュビルで実施されているのが「アッシュビル・プロジェクト」です[7]．地域の薬剤師会が中心となり糖尿病・ぜんそく・高血圧・脂質異常症といった慢性疾患患者を対象に実施されました．薬局薬剤師がカウンセリングを行うことによりHbA1cの改善，薬剤師への満足度が向上していたのです．この結果を受けて，同じ前向き研究として全米10都市で実施されたのが「テンシティチャレンジ」です．この研究でもHbA1cは0.4％改善し，患者ひとり当たりの医療費が1,000ドル減少したと試算されています．現在は，さらに対照群を置いたIMPACT Studyが進行中です．

また，ほかの地域でもメリーランド大学と地域の薬剤師会および公衆衛生局が共同で実施した，コーチングや動機づけ面接を取り入れたプログラムであるThe Patients, Pharmacists Partnerships（P3）Program™（P3プログラム）なども実施されています．

2）オーストラリア

オーストラリアでは，大学と薬剤師会が協力して薬局における糖尿病管理プログラムThe Diabetes Medication Assistance Service（DMAS）を開発し，その有効性を検証しています[8]．本プログラム実施により，短期的な効果だけではなく12カ月後も糖尿病患者の血糖コントロールは良好に維持されたと報告されているなど，実際に長期的なプログラムの効果についても検証されています．このDMASプログラムは，現在オーストラリアの薬局で実際に実施されています．

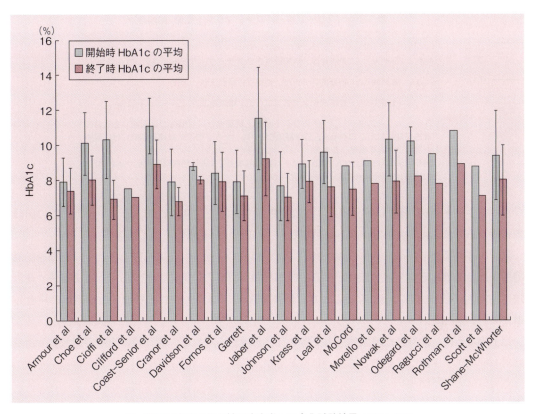

図　薬局で実施された糖尿病患者への介入試験結果（文献1より）

◆◆わが国の薬局での療養指導◆◆

　日本国内でも，1薬局での糖尿病患者への介入の結果についてHbA1c値の変化をアウトカムとして報告したもの[3,4]や，地域のネットワークに所属する薬局において統一した資料を用いて療養指導を行い，その回答による自己評価点数と満足度のスコア変化をみた報告があります[5]．前者では1薬局で患者数も少数ではありますが，HbA1c値は改善していました．また後者ではフットケアの自己評価点数は知識・実践ともに有意に改善し，網膜症，腎症，シックデイでは改善傾向が認められました．

◆◆COMPASSプロジェクトと研修プログラム◆◆

　2011年に開始し2012年末に終了した，国内の70薬局をクラスターとした介入研究・COMPASSプロジェクト（Community Pharmacists for Diabetes Patients Intervention Study in Japan）では，薬局薬剤師がかかわることで，3分以内の介入であっても血糖コントロールが改善することが報告されています[6]．介入群では，①薬剤師に，1日7時間程度の「動機づけ面接」の研修を受ける，②投薬時に必要に応じて14種類の配布資料を渡す，③患者には，歩数計を渡す，④毎月健康的な生活に関するニューズレターを送付する，といった介入を行いました．

　2012年より，京都医療センター臨床研究センター予防医学研究室の監修のもと，この薬局薬剤師向けの「動機づけ面接」プログラムを発展させ拡充した研修プログラム「3☆（スリースター）

表 3 ☆（スリースター）ファーマシスト研修*の内容

	内容
Part 1（8 時間）	患者支援・情報提供の 3 ステップ，スモールステップ法ほか
Part 2（8 時間）	行動変容モデル，動機づけ面接ほか
Part 3（8 時間）	性格タイプ別アプローチ，糖尿病エンパワーメントほか

* 3 ☆（スリースター）ファーマシスト研修：薬局向けに「動機づけ面接」を短時間で実施可能にしたプログラム．COMPASS プロジェクトの際に薬局薬剤師向けに実施したプログラムを拡充したもの
COMPASS プロジェクト Web サイト（京都医療センター予防医学研究室サイト内）：
http://www.yobouigaku-kyoto.jp/compass

ファーマシスト研修（表）」が，2013 年より東京や大阪で実施されています．また，この研修の書籍版である「3 ☆ファーマシストを目指せ！（じほう）」も出版されています．

　通常の服薬指導に加えて，3 分間以内の「薬局動機づけ面接」を実施することで，薬局を訪れる糖尿病患者の飲み忘れ・打ち忘れが減るといった服薬指導の効果にとどまらず，食事療法や運動療法に前向きに取り組むようになることが，COMPASS プロジェクトに参加した薬剤師の声として挙がっていました．

　以上のように，薬剤師が糖尿病患者支援を行えるようになれば，増え続ける糖尿病患者の合併症進展を抑制する一助になるのではないでしょうか．

まとめ

　わが国でも，薬局の利便性などに着目した HbA1c 測定による糖尿病患者のスクリーニングなど，さまざまな新しい試みが現在進められています．今後，薬局薬剤師が臨床知識やスキルを身につけていくことで，糖尿病患者を支える貴重な地域の医療施設として，薬局は現在よりもさらに踏み込んだ機能を果たすことができるようになる可能性があります．

（岡田　浩）

文　献

1) O'Donovan, D. O., Byrne, S. et al. : The role of pharmacists in control and management of type 2 diabetes Mellitus ; a review of the literature. *Journal of Diabetology*, 2011.
2) Evans, C. D., Watson, E. et al. : Diabetes and cardiovascular disease interventions by community pharmacists : a systematic review. *Ann Pharmacother*, 45(5) : 615～628, 2011.
3) 岡田　浩，中野美紀・他：保険調剤薬局における服薬指導を通じた糖尿病療養支援の有効性，プラクティス，26(5)：563～567，2009.
4) Shinohara, K., Iso, Y. et al. : A Case Study on the Status of Pharmacies Assisting in the Treatment of Diabetes Mellitus through Community Relations. *The journal of community pharmacy and pharmaceutical sciences*, 3(1) : 45～53, 2011.
5) 元尾佳正，高木勇次・他：地域の調剤薬局ネットワークを用いた糖尿病療養指導．糖尿病，55(5)：322～327，2012.
6) Okada, H., Onda, M. et al. : Effects of Lifestyle Intervention Performed by Community Pharmacists on Glycemic Control in Patients with Type 2 Diabetes : The Community Pharmacists Assist (Compass) Project, a Pragmatic Cluster Randomized Trial. *Pharmacol Pharm*, 7 : 124～132, 2016.
7) Garrett, D. G., Martin, L. A. : The Asheville Project : participants' perceptions of factors contributing to the success of a patient self-management diabetes program. *J Am Pharm Assoc*, 43(2) : 185～190, 2003.
8) Krass, I., Armour, C. L. et al. : The Pharmacy Diabetes Care Program : assessment of a community pharmacy diabetes service model in Australia. *Diabet Med*, 24(6) : 677～683, 2007.

5 最近の国民健康・栄養調査の糖尿病に関する結果について教えてください

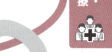

「わが国の糖尿病に関する状況を把握することにより，今後の対策に資することを目的」（平成9年糖尿病実態調査より）として，平成9年に糖尿病実態調査が実施されました．糖尿病実態調査は5年後の平成14年に実施された後に国民健康・栄養調査に統合され，その後も5年ごとに実施されています．平成9年の糖尿病実態調査から数えると今回（平成24年）は4回目の調査となります．

今回の調査での「糖尿病に関する状況」の調査結果のポイントは以下の3つです．

① 「糖尿病が強く疑われる者」の割合は，男性15.2%，女性8.7%であり，平成19年と比べて男性はほぼ変わらず，女性はやや増加している．「糖尿病の可能性を否定できない者」の割合は，男性12.1%，女性13.1%であり，平成19年と比べて男性はほぼ変わらず，女性はやや減少している（有病割合）．

② 「糖尿病が強く疑われる者」は約950万人，「糖尿病の可能性を否定できない者」は約1,100万人と推計された．「糖尿病が強く疑われる者」と「糖尿病の可能性を否定できない者」を合わせると約2,050万人であり，平成9年以降，初めて減少に転じた（有病者数）．

③ 「糖尿病が強く疑われる者」のうち，現在治療を受けている者の割合は，男性65.9%，女性64.3%であり，男女とも増加している（治療状況）．

以下，これらの結果についてもう少し詳しくみていきます．

その前に，今回から調査方法および集計方法が変わった点に注意が必要です．

これまでの調査は，国民生活基礎調査において設定された単位区から層化無作為抽出した300単位区内の世帯および世帯員を対象としていました．今回は全国の世帯および世帯員を対象とし，平成22年国勢調査区のうち一般調査区から層化無作為抽出した1道府県あたり10地区（人口規模が大きい東京都のみ15地区）の計475地区のすべての世帯の世帯員を対象としています．そのため今回の調査では，これまでと比べて人数が大幅に増加しています．また集計結果はこれまでは割合で表示されていましたが，今回は平成23年以前の国民健康・栄養調査との比較性を重視し，各都道府県の従来の実施世帯数と今回の実施世帯数との違いを補正するような重み付けを行った全国重み付け補正値となっています．

◆◆有病割合◆◆

まず，男性15.2%，女性8.7%などという数字ですが，これは各調査年で対象者の年齢構成が異なるためにそのままでは比較できない点に注意が必要です．

一般に高齢者のほうが糖尿病の有病割合が高いため，各年齢層での有病割合が変化しなかったと

しても高齢者の割合が増加すると全体の有病割合は増加します．仮に平成24年の対象者の年齢構成が平成19年と同じだったとして計算してみると，「糖尿病が強く疑われる者」の割合は男性14.5%，女性8.3%，「糖尿病の可能性を否定できない者」の割合は，男性11.7%，女性12.6%となり，少し減少します．

直接比較可能な数字として年齢層別での有病割合（図1）をみてみると，「糖尿病が強く疑われる者」については男性の40歳代でやや減少し，女性の70歳以上で増加していることを除いて，各年齢層ともに平成19年と比べて大きな変化はないようです．「糖尿病の可能性を否定できない者」については，おおむねどの年齢層でも平成19年からの低下が認められます．しかし，見かたによっては平成19年が特に高かったようにもみえ，平成14年との比較では変化なし，もしくは若干の増加が認められます．

発症の様子をみるために，10年前の平成14年からの推移を年齢層別にみてみると（たとえば10年前の50歳代と今回の60歳代を比較）（図2）「糖尿病が強く疑われる者」，「糖尿病の可能性を否定できない者」ともに男性で40歳代，女性で50歳代からの発症が多いようにみえます．糖尿病の発症リスクは年齢とともに高くなることが知られていますが，将来の糖尿病患者数の抑制という点からはこの年代への対策も必要と考えられます．

◆◆有病者数◆◆

「糖尿病が強く疑われる者」約950万人，「糖尿病の可能性を否定できない者」約1,100万人

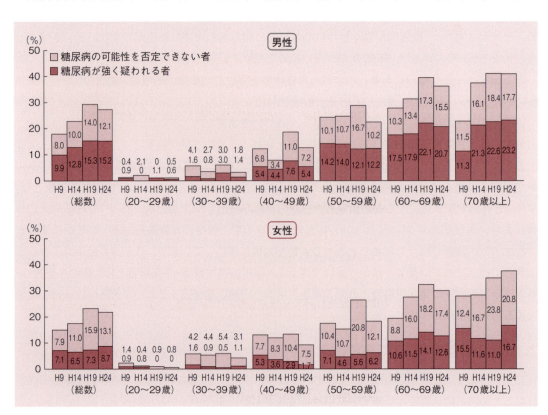

図1 「糖尿病が強く疑われる者」，「糖尿病の可能性を否定できない者」の割合の年次推移

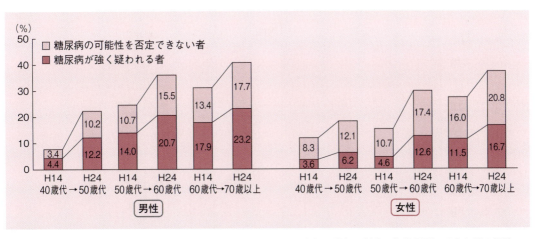

図2 「糖尿病が強く疑われる者」,「糖尿病の可能性を否定できない者」の割合の年齢層別の10年間の推移

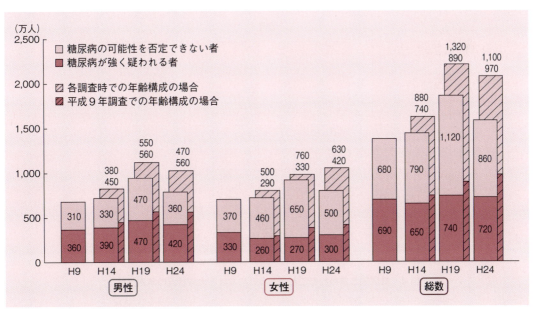

図3 「糖尿病が強く疑われる者」,「糖尿病の可能性を否定できない者」の推計人数
平成8年の年齢構成で計算した場合と公表値の比較

という数字も,有病割合だけでなく年齢構成にも影響を受けるので,そのままでの比較は困難です.前述のように高齢者のほうが糖尿病の有病割合が高いため,年齢構成が高齢化すると有病者数は増加します.特に近年では高齢化が進んでおり,この影響は無視できないものとなっています.仮に平成9年糖尿病実態調査当時の年齢構成(平成8年10月1日現在の推計人口)のままであったとして(高齢化の進行がないと仮定して)有病者数を計算してみると図3のようになります[注].「糖尿病が強く疑われる者」については,平成9年の690万人から平成14年には740万

注:本稿では平成24年の「糖尿病が強く疑われる者」が約970万人となっていて,公表されている950万人と異なっていますが,有病割合と人口から計算するとこの数字になってしまうのでこのままにしておきます.

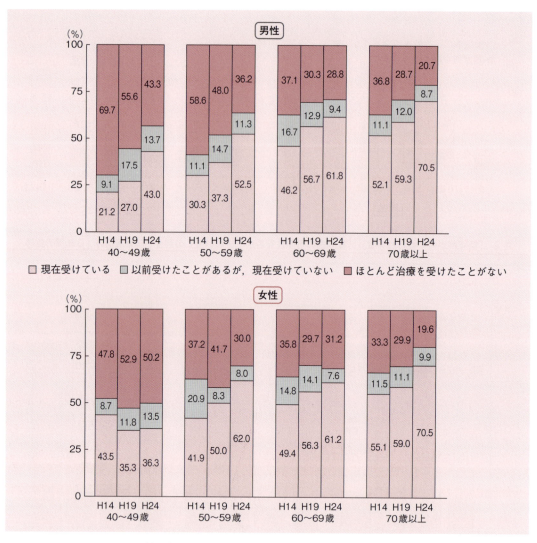

図4 糖尿病と言われたことがある者における治療状況の年次推移

人,平成19年には890万人となり平成24年には970万人(または950万人)に増加していますが,年齢構成が平成9年糖尿病実態調査当時のままだったとすると平成14年は650万人,平成19年は740万,平成24年は720万人となります.このようにみてみると,「糖尿病が強く疑われる者」の増加の大部分は高齢化によるものであり,「糖尿病の可能性を否定できない者」についても高齢化の影響はかなり大きいことがわかります.

◆◆治療状況◆◆

「糖尿病が強く疑われる者」のうち現在治療を受けている者の割合は,年齢層別でみても年々増加しています.また「ほとんど治療を受けたことがない」者も年々減少しています.これは糖尿病を放置している者が減少していることを意味すると考えられ,よい傾向です.

ところで,前述の集計において「ほとんど治療を受けたことがない」は,「医師から糖尿病と言

われたことがない」者を含むとありますが，糖尿病と言われたことがない人は治療を受けていなくても当然と考えられます．そのため，「糖尿病を放置している人」という観点からは，糖尿病と言われたことがある人の治療状況も知りたいところです．幸いこれは国民健康・栄養調査の報告書から求めることができ，その結果が図4です．これでみても，糖尿病を放置している人は減少してきていることがわかります．しかし，40歳代，50歳代の治療を受けている人の割合は，徐々に改善してきているとはいえまだそれほど高くなく，将来の合併症やそれに伴う医療費の問題を考えると，この年代における治療状況の改善が必要と考えられます．

まとめ

これまでの4回の調査を通して平成24年国民健康・栄養調査の結果をみてみると，「糖尿病が強く疑われる者」，「糖尿病の可能性を否定できない者」ともに有病割合としては大きな変化はないものの，高齢化の影響もあり有病者数は増加しています．今後も高齢化はさけることができないので，糖尿病患者の増加を防ぐためには新たな発症を減らしていく必要があります．そのために発症率が高めで将来の高齢者でもある40歳代，50歳代への対策が必要です．またこの年代は治療を受けている者の割合も比較的低いため，将来の合併症やそれに伴う医療費の問題からもこの年代への対策が必要と考えられます．

追記

平成28年の国民健康・栄養調査でも糖尿病有病者の推計人数などが発表されています．それによると

① 「糖尿病が強く疑われる者」の割合は，男性16.3%，女性9.3%であり，平成24年と比べて男女ともやや増加している．「糖尿病の可能性を否定できない者」の割合は，男性12.2%，女性12.1%であり，平成24年と比べて男性はほぼ変わらず，女性は減少している（有病割合）．

② 「糖尿病が強く疑われる者」は約1,000万人，糖尿病の可能性を否定できない者」も約1,000万人と推計された．「糖尿病が強く疑われる者」と「糖尿病の可能性を否定できない者」を合わせると約2,000万人であり，平成19年以降減少している（有病者数）．

③ 「精尿病が強く疑われる者」のうち，現在治療を受けている者の割合は，男性78.7%，女性74.1%であり，男女とも平成24年より増加している（治療状況）．平成24年よりは改善しているが，男性40歳代の治療を受けている人の割合（51.5%）は他の年代よりも低い．

となっていて，「糖尿病が強く疑われる者」が増加し続けていることを除けばよい方向に向かっていると考えられます．

（加藤昌之）

文　献

1) 厚生労働省：平成24年国民健康・栄養調査結果の概要．
   http://www.mhlw.go.jp/file/04-Houdouhappyou-10904750-Kenkoukyoku-Gantaisakukenkouzoushinka/0000099296.pdf
2) 厚生労働省：平成28年国民健康・栄養調査結果の概要．
   http://www.mhlw.go.jp/file/04-Houdouhappyou-10904750-Kenkoukyoku-Gantaisakukenkouzoushinka/kekkagaiyou_7.pdf

医療連携・チーム医療

6 小児科から内科へ糖尿病療養指導を引き継ぐ際の留意点，工夫について教えてください

糖尿病の療養指導の目標は年齢により異なり，小児期では正常な身体発達と心理発達および安全に学校生活が送れるなどが目標となります[1]．両親の管理下で，また，中学・高校定期通学中であれば，多くはひどく不規則な生活とはなっていません．罹病期間も短く，合併症の心配も多くはありません．

小児科から内科に移行する時期は高校卒業～30 歳代と幅がありますが，いずれにせよ患者にとっても，進学・就職などのライフイベントと重なる事例が多くあります．糖尿病も生活も環境が変わる時期です．特に，思春期前から思春期に移行した患者では，身体の成長や生活の幅の広がりなど血糖コントロールが難しい時期になります．血糖だけでなく，「心のケア」も必要になります．

内科に移行した患者の多くは，はじめ戸惑うであろうと予測できます．内科領域では糖尿病患者の大多数は 2 型糖尿病で，その多数の患者のなかのひとりとなってしまうからです．医師も 5 分間診療で，患者は十分話し切れないことがあるかもしれません．このようなときにこそ，糖尿病療養指導士をはじめ療養指導にあたる人々が必要とされ，また，その力量を問われるのです．

◆◆ 指導が本人ではなく母親を主体に行われている，また，間違った知識の場合もある ◆◆

発症が幼少時であればあるほど，食事や低血糖の対処などを含め多くの指導が母親を主体に行われているケースが多くあります．また，母子の分離ができていない場合もあるでしょう．

内科への移行後は，まず患者が何を知っていて何を知らないか，または間違って覚えていないかを確認します．そのうえで，知らないことの学習，間違っている知識の修正を行います．しかし，長年その方法で行ってきた場合，たとえその方法が間違っていても，修正することは容易ではありません．「正しい知識」のお仕着せにならないように，患者を受け入れながら，根気よく続けましょう．同様に，母子の分離もあせらずに行います．「小児科から内科への移行」は，母子分離のよい機会となるでしょう．

◆◆ 肥満の問題 ◆◆

1 型糖尿病患者（児）はフリーインテイク，2 型糖尿病患者（児）はカロリーコントロールが基本となります．しかし現在のように，数々のファーストフードや食べ放題などがはんらんしている時代のフリーインテイクは，以前の時代とはすっかり異なってしまっており，ややもするとオーバーインテイクとなります．また，成長期と異なり成人期では，なんでも好きなだけ自由に食べることは，肥満につながります．

当院通院中の39歳までの1型糖尿病患者のうち，対面法で調査できた患者57人の患者ではBMI 25以上の肥満患者は28.1％でした．そのうち，75％は小児科から移行してきた患者でした．肥満の患者の血糖コントロールはHbA1c 8.0％以上が81.3％と不良で，食生活は朝食の欠食，遅い夕食など不規則でした[2]．

　当院通院中の1型糖尿病患者のうち183人の初診から調査時までの縦断面調査においても，徐々にBMIは22.6から23.7へと有意に増加し，インスリン量も43.8単位から50.1単位へと有意に増加して，調査時のBMIはインスリン量と相関しました[3]．

　カーボカウントや血糖スケールなど，血糖コントロールに主眼を置くと，食事摂取量が増えればインスリン量を増やす，血糖値が上がればインスリン量を増やして対応するという方向となり，それは肥満へとつながります．よって，2型糖尿病はもとより1型糖尿病であっても，適切な食事量を維持する必要があり，栄養士などの療養指導が必要です．

　ただし，内科へ移行してくる患者の背景は個人差が大きくあります．はじめてひとり暮らしを始めた患者には簡単な自炊の方法やコンビニを利用した方法の指導など，患者に応じた現実的な対応が必要です．当院の調査ではひとり暮らしの1型糖尿病患者の77.8％が朝食の欠食および遅い夕食など食生活が乱れており，血糖コントロールを困難にしています．朝早く起きて，朝食をとるだけでも，体重や血糖コントロールはかなり改善すると思われますが，この一歩すらなかなか困難なのが現状です．

　また，友人との会食，外食，菓子などは患者にとっての社会活動面もあるので，インスリン調整とほかの食事との調整など，患者も含めてともに考えていけるような関係を築きたいものです．

◆◆低血糖対処◆◆

　低血糖に関しては，小児科からの移行患者であるなしを問わず，種々の問題があります．低血糖のとき，チョコレートなどの菓子にて対処する患者が多く存在します．脂肪の含まれたチョコレート類は糖分の吸収が遅れるため，低血糖時の対処には適切ではありません．

　成人となって仕事などに従事すると，低血糖時に周囲に気兼ねをして即時の対応ができず，我慢してしまう患者も多くいます．低血糖の我慢が続くと低血糖の認識閾値が低下して，低血糖無自覚，無自覚性低血糖へと進む場合もあります．

　糖尿病であることを隠して就職せざるをえないこともあり，小児期と異なり保護してくれる人物がいない場合もあります．いかに社会という組織のなかで，「上手に」低血糖対処を「現実的に」行うか，療養指導スタッフと患者とともに，現場に即した方法を考えていく必要があるでしょう．

おわりに

　小児期には小児期の，成人期には成人期の抱える問題があります．小児科・内科のそれぞれの医師，療養担当者が会合などを通じて交流を図り，連携することが必要と考えます．**表**に，内科医として小児科に希望する点をまとめました．

（小野百合）

表　小児科へのお願い

1) 食事づくりをはじめとして，生活の基本をしっかりと身につける
2) 将来の就職を見据えた進学を考える
3) なんでも好きなだけ自由に食べることは，成人になってからは肥満につながることを理解する
4) HbA1cがよいことだけがよいコントロールではないことを理解する
5) 正しい低血糖の対処法の指導，無自覚性低血糖への注意

文　献

1) 日本糖尿病療養指導士認定機構編：ライフステージ別の療養指導．糖尿病療養指導ガイドブック2014．メディカルレビュー社，2014，pp.128～134.
2) 遠藤寿美恵，平野　桃・他：1型糖尿病患者の血糖コントロールを困難にしている要因を探る．糖尿病，57(supple)：s434，2014.
3) 佐藤美加，小野百合・他：当院通院中の1型糖尿病患者のかかえる課題の検討．糖尿病，56(supple)：s140，2013.

食事・栄養・代謝

7 糖尿病腎症の食事療法の留意点について，具体的に教えてください

糖尿病腎症の食事療法は病期によって異なりますので，糖尿病性腎症合同委員会が作成した糖尿病腎症生活指導基準（**表1**）[1]の区分で，たんぱく質制限の指針がある第3期～第4期の留意点について述べます．

◆◆エネルギー◆◆

適正な体重を維持するエネルギーを摂取することは，糖尿病腎症であっても食事療法の基本となります．

生活指導基準では，エネルギーを**表1**のように示していますが，実際は適正な体重の維持を目指し，体重の推移をモニタリングしながら日々の活動に合わせて調整していきます．理論的には，体重の変化が「0」のときが摂取エネルギー＝消費エネルギーとなりますから，体重の推移から摂取エネルギーの過不足を判断します．しかし，体重は，血糖コントロール不良，浮腫・脱水などの病態を反映していますから，これを忘れずにチェックします．体重管理は食事療法の評価を行ううえで重要です．

エネルギー不足が考えられる場合には，早期に介入し，エネルギー不足の原因を解明します．食事の摂取不足が原因であれば，食事内容を検討したり，一時的に制限を緩めた食事にして摂取量をモニタリングしながら目標栄養量の調整をする，あるいはたんぱく質調整食品や粉飴などの利用などにより，エネルギー確保の方法を考えます．逆にエネルギー過剰が考えられる場合には，過剰となっている要因を検索し，患者が取り組みやすいところからエネルギーダウンへと導くようにします．

摂取エネルギーが適当であるにもかかわらず，血糖コントロールが不良の場合には，薬物療法が「食事のタイミング」に合わせて指示どおり実践されているかを確認します．低血糖，あるいはその不安から甘いものを食べ過ぎている場合もあります．また，食べかたにむらがあったり，食事内容によっても血糖コントロールが不良となる場合があります．

◆◆たんぱく質◆◆

たんぱく質の制限の有効性については十分なエビデンスはありませんが，腎症の進展を抑制する可能性があるとし，**表1**に示すように病期別に指針が示されています[2,3]．また，たんぱく質制限を行う場合には十分なエネルギーを確保すること，アミノ酸スコアや食品個々の消化・吸収率にも配慮する必要があると注意勧告をしています．しかしながらアミノ酸スコアについては具体的な数値は示されていません．現在の日本人の日常食では「国民健康・栄養調査」の食品群別のたんぱく質摂取量から算出されたアミノスコアは100を超えています[4,5]．植物性たんぱく質より動物性

表 1 糖尿病腎症生活指導基準（「食事」「治療、食事、生活のポイント」の部分を抜粋）(文献1より)

病期	総エネルギー kcal/kg/日 [注1]	たんぱく質	食塩相当量	カリウム	治療、食事、生活のポイント
第1期（腎症前期）	25～30	20%エネルギー以下	高血圧があれば6g未満/日	制限せず	・糖尿病食を基本とし、血糖コントロールに努める ・降圧治療 ・脂質管理 ・禁煙
第2期（早期腎症）	25～30	20%エネルギー以下 [注2]	高血圧があれば6g未満/日	制限せず	・糖尿病食を基本とし、血糖コントロールに努める ・降圧治療 ・脂質管理 ・禁煙 ・たんぱく質の過剰摂取は好ましくない
第3期（顕性腎症）	25～30 [注3]	0.8～1.0g/kg体重/日 [注3]	6g未満/日	制限せず（高カリウム血症があれば<2.0g/日）	・適切な血糖コントロール ・降圧治療 ・脂質管理 ・禁煙 ・たんぱく質制限食
第4期（腎不全期）	25～35	0.6～0.8g/kg体重/日	6g未満/日	<1.5g/日	・適切な血糖コントロール ・降圧治療 ・脂質管理 ・禁煙 ・たんぱく質制限食 ・貧血治療
第5期（透析療法期）	血液透析(HD) [注4]：30～35 腹膜透析(PD) [注4]：30～35	0.9～1.2g/kg体重/日 0.9～1.2g/kg体重/日	6g未満/日 [注5] PD除水量(L)×7.5＋尿量(L)×5(g)/日	<1.5g/日 原則制限せず	・適切な血糖コントロール ・降圧治療 ・脂質管理 ・禁煙 ・透析療法または腎移植 水分制限（血液透析患者の場合、最大透析間隔日の体重増加を6％未満）

注1）軽い労作の場合を例示した
注2）一般的な糖尿病の食事基準に従う。
注3）GFR<45では第4期の食事内容への変更も考慮する。
注4）血糖及び体重コントロールを目的として25～30kcal/kg体重/日までの制限も考慮する。
注5）尿量、身体活動度、体格、栄養状態、透析間体重増加を考慮して適宜調整する。

糖尿病性腎症合同委員会：糖尿病性腎症病期分類 2014 の策定（糖尿病性腎症病期分類改訂）について、糖尿病 57：529-534, 2014 に基づいて作成

たんぱく質の方がアミノ酸スコアの高い食品が多く，表2⁶⁾に示したように現在の日本人の栄養摂取状況では動物性たんぱく質比率が54％となっています．これが参考になると思います．また，たんぱく質制限は十分なエネルギー確保が難しいため，エネルギー不足を招きやすく，低栄養，高齢者ではフレイルの原因となる可能性が高くなります．したがって，高齢者にたんぱく制限を行う場合には筋力の低下に十分気をつけるようにします．たんぱく質を制限し，エネルギーを確保する場合は穀類からのエネルギーが多くなってしまい，植物性たんぱく質摂取の比率が高くなります．これを防ぐためには，でんぷん製品やたんぱく質調整食品を取り入れるとこのリスクを下げることができます．

　平成27年度の国民健康・栄養調査（以後栄養調査）[3]の結果を用いて，体重60 kgの事例で説明します（表2）．たんぱく質の目標量は第3期では48.0～60.0 g/日，第4期で36.0～48.0 g/日になります．栄養調査の結果では，穀類（主に主食）からのたんぱく質摂取は15.2 g/日ですから，穀類（主食）をたんぱく質調整食品に変えるとエネルギーを減らすことなく，53.9 g/日の摂取となり，第3期のステージの場合には目標を達成できます．たんぱく質調整食品を使わずに，たんぱく質を副食で減らす場合は，栄養調査結果では魚介・肉類の摂取は160 g/日（たんぱく質28 g/日）ですから，摂取を半分に減らし，少なくなったエネルギーの120～160 kcal/日をたんぱく質を含まない食品，すなわち，油脂（マヨネーズ，サラダ油，マーガリン，生クリームなど）・砂糖類・でんぷん（はるさめ，かたくり粉など）で補います．しかし，この方法は動物性食品のたんぱく質が23 g/日（動物性食品比率43％，良質たんぱく質源の大豆製品を入れると51％）となり，良質たんぱく質の割合が少なくなってしまいます．

　第4期で，たんぱく質を36.0～48.0 g/日にしたい場合は主食をたんぱく質調整食品に変え，さらに魚介・肉で半量に減らすことで40.1 gとなり目標量を達成できます．この場合の動物性食品の比率は58％（23.4 g）となります（良質たんぱく質源の大豆製品を入れると71％）．たんぱく質の総摂取量が少なくなるため，その結果として動物性食品たんぱく質の比率は高くなります．したがってたんぱく質が少ない時は，たんぱく質の質の評価は動物性食品比率で評価するのは難しくなります．たんぱく質調整食品を使わずに献立を考えようとした場合は，穀類からのたんぱく質15.2 gを他の食品を減らすことで調整することになります．仮に，乳類，卵類，豆類を0 gにすれば14.8 g減らせますが献立計画が困難となります（動物性食品からのたんぱく質は14 g，34％）．また，これらのエネルギー分を前述のようにたんぱく質を含まない食品，すなわち，油脂・砂糖類・でんぷんで補うことになりますが，食材の量が少ないので料理に使うのは限界があり，エネルギー不足が生じやすく，さらに料理の選び方によって脂質エネルギー比率が高くなりがちです．たんぱく質調整食品のでんぷん製品・菓子類で補うと，エネルギーを保ちやすくなります．第4期では，たんぱく質調整食品を用いないとたんぱく質の質を保てないだけでなくエネルギー不足も招きやすくなります．

　したがって，エネルギーを確保しながらたんぱく質の制限を行うときには，はるさめ・くず粉などのでんぷんや油脂類，特にたんぱく質調整食品の使いかたが大きなポイントになります．

◆◆食塩◆◆

　降圧治療には食塩制限が必要となります．糖尿病腎症に特化したものではないので，ここでは詳

表2　日本人の食品群別栄養素等摂取量（1人1日当たり）

平成27年国民健康・栄養調査より

	摂取量 g	エネルギー kcal	たんぱく質 g	ナトリウム mg	食塩相当量 g[*1]	カリウム mg
総量	2,205.8	1,889	69.1	3,811.0	9.7	2,294.8
動物性食品	329.0	463	37.2	547.0	1.4	592.1
植物性食品	1,876.8	1,426	31.9	3,263.9	8.3	1,702.7
穀類	430.7	771	15.2	351.1	0.9	170.9
いも類	50.9	37	0.6	1.6	0.0	162.8
砂糖・甘味料類	6.6	24	0.0	0.2	0.0	1.4
豆類	60.3	71	5.3	11.4	0.0	139.2
大豆・大豆製品	58.6	68	5.1	10.5	0.0	134.1
種実類	2.3	12	0.4	1.0	0.0	12.5
野菜類	281.9	72	3.0	194.3	0.5	546.2
緑黄色野菜	94.4	28	1.3	12.9	0.0	240.1
その他の野菜	166.5	37	1.4	12.0	0.0	253.2
野菜ジュース	12.1	4	0.1	7.0	0.0	24.2
漬け物	8.9	3	0.1	162.3	0.4	28.8
果実類	107.6	66	0.6	1.1	0.0	195.8
生果	95.8	59	0.6	0.7	0.0	183.7
ジャム	1.3	3	0.0	0.1	0.0	0.8
果汁・果汁飲料	10.5	4	0.0	0.4	0.0	11.3
きのこ類	15.7	3	0.4	2.9	0.0	37.8
藻類	10.0	2	0.3	58.6	0.1	44.6
魚介類	69.0	108	13.2	265.7	0.7	189.9
生魚介類	42.2	62	8.0	51.1	0.1	127.3
魚介加工品	26.8	46	5.2	214.7	0.5	62.6
肉類（加工品を含む）	91.0	189	14.4	132.2	0.3	163.7
卵類	35.5	54	4.5	48.0	0.1	45.9
乳類	132.2	103	5.0	93.8	0.2	192.3
油脂類	10.8	95	0.0	11.9	0.0	0.5
菓子類	26.7	90	1.6	54.8	0.1	47.5
嗜好飲料類	788.7	81	0.9	21.0	0.1	177.7
調味料・香辛料類	85.7	111	3.7	2,561.4	6.5	165.9
調味料	85.3	110	3.6	2,555.2	6.5	163.9
ソース	1.8	2	0.0	47.5	0.1	3.5
しょうゆ	12.1	8	0.9	673.4	1.7	45.6
塩	1.3	0	0.0	501.1	1.3	1.3
マヨネーズ	3.1	19	0.1	28.6	0.1	0.8
味噌	10.4	20	1.3	468.8	1.2	42.7
その他の調味料	56.6	61	1.4	835.8	2.1	70.1
香辛料・その他	0.4	1	0.0	6.2	0.0	2.0

[*1] 食塩相当量＝ナトリウム量（mg）×2.54/1,000 で算出．

細は割愛しますが，体水分の貯留は食塩の過剰摂取が原因となることが多いので，浮腫があった場合は食塩摂取過剰をチェックします．

表2の食品群別の食塩摂取から推察すると，魚，肉の加工食品，漬物をやめ，調味料を半分程度にすると6g未満は達成できそうです．穀類からも食塩摂取があるので，無塩のパン，麺類などに変えることも食塩の制限には有効かと思われます．

◆◆カリウム◆◆

高カリウム血症がみられる場合に制限が必要となります．カリウムは，たんぱく質の多い食品に多く含まれているので，たんぱく質制限を守ることは，カリウム制限にとっても有効です．（表2参照）また，たんぱく質調整食品の主食はカリウムがほとんど含まれていませんので，主食をたんぱく質調整食品に変えることはカリウム制限にも有効です．いも・野菜は茹でこぼしによってカリウムが茹で汁に移行するため，食品中のカリウムは減ります．くだものは缶詰に変える，コーヒー，100％果汁のジュースなどはカリウムを含まない嗜好飲料に変えることも有効です．

栄養調査結果の例で示すと，主食をたんぱく質調整食品に変え，いも類・藻類・野菜ジュースの摂取を控える，くだものを半分にする，野菜をゆでこぼす，嗜好飲料はカリウムの少ないものに変えるなどで，おおよそ1.4g/日となります．この調整で減ったエネルギーの補給は，たんぱく調整食品のおやつや，無果汁のジュースや果汁，粉飴などの活用が簡単です．また，健康食品（青汁，クロレラ），黒砂糖などの精製されていない加工食品，嗜好飲料や菓子（抹茶系飲料や，いもを使った菓子など）に含まれているカリウムを見逃がさないようにします．

このほか，高リン血症への対応が必要な場合があります．紙面の関係で，詳細は述べませんが，リンはたんぱく質の多い食品に含まれていますので，たんぱく質制限を守ることがリン制限に有効です．小魚，内臓，加工食品などはリンが多いので摂取を控えるようにします[注]．

食事療法の実践状況について，臨床検査成績から，摂取たんぱく質や食塩などを客観的に評価し，食事摂取調査の結果との整合性を検討し，コントロール不良が食事によるものか，病態的な背景があるために起こっているかを考察するようにします．糖尿病腎症の食事療法のエビデンスは十分ではないので，個別にモニタリングを行い，個人の病態，栄養障害・フレイルなどのリスク，患者のたんぱく制限食の受容等を十分に考慮するのも重要であると考えます．

（宮本佳代子）

文献

1) 日本糖尿病学会編：糖尿病治療ガイド2016-2017．文光堂，2016．
2) 日本糖尿病学会編：糖尿病診療ガイドライン 2016．南江堂，2016．
3) 日本腎臓学会編：エビデンスに基づくCKD診療ガイドライン2013．東京医学社，2013．
4) 日本腎臓病学会編：慢性腎臓病に対する食事療法基準2014年版．東京医学社，2014．
5) 日本人の食事摂取基準2015年版：菱田明，佐々木敏監．第一出版．2014
6) 国民健康・栄養の現状-平成27年厚生労働省国民健康・栄養調査報告より．
http://www.mhlw.go.jp/stf/houdou/0000142359.html 平成29年12月29日

注：リンの制限は正確には無機リンを制限することが重要ですが，食品中の無機リンの含有量を知ることは現時点では困難です．加工食品は無機リンが多いので，加工食品の制限はリン制限では大切なことになります．

食事・栄養・代謝

8 糖尿病患者の年末年始の食事療法で注意するポイントについて教えてください

　日頃より血糖値のコントロールが上手にできている人でも，年末年始（忘年会，クリスマス，新年会，家族旅行など）には飲酒の機会や運動不足の傾向が比較的長く続くため，体調や食事のバランスを崩しやすいものです．

　緊張感が緩むこの時期も，良好な血糖値コントロールを維持することにより，合併症の予防につながります．「食事が治療の基本」であることを十分自覚したうえで，以下の点に注意してください．

ポイント1：バランスに配慮しましょう

　バランスには，食事時間帯のバランス（朝・昼・晩）と栄養バランス（炭水化物やたんぱく質，ビタミンなど）があります．この時期には深夜までテレビを観たりすることによって，結果として朝寝坊することが多くなります．1日3食，できれば日常に近い時間帯に規則正しく食事がとれるように心がけましょう．

ポイント2：食べ過ぎに注意しましょう

　この時期であっても，1回の食事量や食事の回数が増えてエネルギー量がオーバーしないように心がけましょう．特に正月の食事傾向として，会話が弾み長時間の食事になります．また，大皿から料理を適宜取って食べると，食べた量の把握が難しくなりますので，控えめに取るか食べる量を最初から皿に盛りつけて，過食を予防しましょう．

ポイント3：おせち料理の特性を知りましょう（表1）

　最近では，デパートでの販売はもとより，通信販売による豪華なおせち料理の注文受け付けも早い時期から始まっています．料理の特性として，長期保存を目的にした比較的濃い目の味つけ（糖分，塩分が多い）に仕上げてありますので，注意する必要があります．

　また，えび，錦たまごなどたんぱく質系の食材が比較的多く，ビタミン・ミネラルを含む野菜やきのこ類，こんにゃく，海藻が不足しやすいので，毎食加えるように心がけましょう．

ポイント4：嗜好品・嗜好飲料と上手に付き合いましょう

・嗜好品

　老舗店などの地域限定の和菓子や洋菓子は，炭水化物・脂質を多く含み，エネルギー量の高い食品といえます．また，食べ過ぎると血糖コントロールを乱し，体重増加や中性脂肪値を高めてしまう原因にもなりますので，注意が必要です．

・嗜好飲料

　アルコールを含む飲料（ビール，日本酒，ワインなど）は，エネルギー量が高く，飲む量によって緊張感が緩み，暴飲暴食を助長させてしまうこともあります．主治医に確認が必要でしょう．

表1 おせち料理に込められた願いの一例

比較的低エネルギー量		比較的高エネルギー量	
えび	長寿（腰が曲がるまで長生きできるように）	ぶり	立身出世（出世魚）
たい	めでたい	くわい	商売繁盛・子孫繁栄（大きな芽が出る・子球がたくさんつく）
かずのこ	子孫繁栄（たくさんの子をもつ）	やつがしら	万事人の上に立つ（小いもがたくさんつく）
田作り	豊作祈願（いわしが畑の飼料だったため）	きんとん	黄金・財宝豊かに（きんとんは金団と書き，縁起もの）
こんぶ	よろこぶ（「養老昆布」と書いてよろこぶと読んだ）	れんこん	先の見通しがきく（向こう側が見渡せる穴がたくさんある）
ごぼう	一家の基礎が固まる（根を深く張り代々続く）	だてまき	知識・文化の発展（書物や掛け軸に通じる巻物に見立てて）
紅白なます	喜び・めでたさ（祝いの水引に通じる）	おたふく豆	福を招く
たけのこ	家運の伸長（成長の早いたけのこにあやかる）	黒豆	まめ（健康）に暮らす

（独）国立病院機構京都医療センター栄養管理室作成

また，炭酸を含むコーラやサイダーなどの清涼飲料水は，8.5〜12.5％の糖分を含みます．500 ml のペットボトルを1本飲んだ場合の糖分は 42.5〜62.5 g となるため，十分注意が必要です．

ポイント5：腹八分目を心がけましょう

「腹八分目に医者いらず」との昔からの言い伝えがありますが，この時期は会食・宴席の機会が普段よりも増えてきます．毎食，お腹いっぱい食べてしまうと少しずつ食事量が増え，結果として体重も増加してきますので，自分の目安量を定期的に確認するようにしましょう．

以下に，患者さんからよくある質問をまとめてみます．

Q1．今夜は忘年会のため外食となるので，朝食と昼食はあまり食べず食事量を調整しているのですが，大丈夫でしょうか．

A：エネルギー量のコントロールは重要ですが，飲酒を伴う宴席で特に気をつけなければならないことは，低血糖です．空腹時にお酒を飲むと，低血糖を引き起こす危険性が高まります．空腹時に大量飲酒すると，肝臓内のグリコーゲン（ブドウ糖が集まったもの）が消失してしまい，健常人で

も運動などにより低血糖が起こる場合があります．また，経口血糖降下薬の服用やインスリン注射をしているケースでは，回復が遅れて重症化することもありますので，空腹時の大量飲酒は禁物です．

Q2．家族と一緒に年越しそばを深夜に食べるのはよくありませんか．

A：医師から指示された単位内（量）であれば，かまいません．しかし，昼食から深夜まで相当時間が空きますので，夕食の時間帯に軽食（サンドイッチなど）（**表2**）を食べておくとよいでしょう．また，麺類はのど越しがよく早食いになりやすいので，よくかむよう意識して食べましょう．

Q3．くだものが大好きで，どうしても年末年始にはみかんなどを食べ過ぎてしまう傾向があります．1日の目安量はどのくらいですか．

A：くだものには食物繊維が多く，ビタミンやミネラルも豊富ですが，単糖類のひとつである果糖が多く含まれますので，食べ過ぎには注意が必要です．1日の目安量はみかん2～3個，またはいちご中粒10個程度（80 kcal）にするとよいでしょう．また，食べ過ぎを防止するために，箱買いしないで必要な分だけ袋買いにするなどの工夫もよいでしょう．

Q4．お雑煮が好きで食べるのを楽しみにしていますが，どのくらい食べてもよいでしょうか．

A：お雑煮はお正月料理の定番ですが，大まかに共通する特徴はあるものの，味つけや具材選定，餅を加えるか否かなど，地域や各家庭によって千差万別です．一般的にだいこんやにんじんの野菜を使用しますが，東北地方では「せり」を利用する地域が多いようです．また，たんぱく質源は新潟では「さけ」，和歌山・長野は「ぶり」，広島の一部では「かき」とさまざまです．食品交換表の「表3」に分類される食品（肉，魚，卵など）に偏ることなく，ほかの料理とのバランスも考えながら，野菜をたっぷり加えた雑煮を1膳食べてください．お餅を加える場合は，市販品2個（角餅）が目安です（1日の指示エネルギー量1,600 kcalの場合）．

Q5．餅ひとつ分を消費するには，どのくらいの運動が必要ですか．

A：性別や体型などによって若干の差はありますが，餅ひとつ（約35 g＝約80 kcal）分を消費するためには，ランニング10～15分，ウォーキング25～30分，自転車10～15分，水泳（平泳ぎ）10分，テニス15分，ヨガ50～60分の運動時間が目安となります．

Q6．おせち料理のなかで，食べ過ぎに注意したほうがよい食品はありますか．

A：かまぼこやさつまあげなど練り製品には，思っている以上に塩分が含まれています（**表3**）ので，腎症予防のために食べ過ぎは控えたほうがよいでしょう．また，おせち料理には，かずのこや刺身，焼き豚，雑煮，黒豆，だてまきなど，たんぱく質を多く含む食品が多いため，1日の摂取量を考えながら食べましょう．なお，黒豆や田作り，くりきんとんなどは，甘い味つけが多いので，糖分が過剰にならないよう注意しましょう．

Q7．お正月気分もあり，親戚の人よりお酒を勧められますが，飲んでもよいでしょうか．

A：肝臓の疾患や合併症がある場合は，原則として禁酒です．また飲酒は血糖のコントロールを乱す原因となりますので，必ず主治医に相談してください．お酒を飲むときの注意事項として，①薬物治療中の人は，特に低血糖，高血糖に注意しましょう．②アルコールは，エネルギー量（1 g当たり7 kcal）はありますが，栄養素はありませんので，原則としてほかの食品とは交換できません．③食欲増進作用がありますので，食べ過ぎに注意しましょう．④酒の肴には高エネルギー，高たんぱく質，高塩分のものが多いので注意しましょう．⑤自制心が緩むため，適量で止める自信が

表2 サンドイッチのエネルギー量

料理名	エネルギー量（kcal）
カツサンドイッチ	154
ツナサンドイッチ	151
卵サンドイッチ	134
ポテトサンドイッチ	116
チーズサンドイッチ	95
ハムサンドイッチ	76
野菜サンドイッチ	67

（三角1片に含まれるエネルギー）

表3 おせち料理の塩分量（目安）

料理名	塩分量（g）	料理名	塩分量（g）
こんにゃくの煮付（3枚）	0.3	さといもの煮付（1個）	0.3
ごぼうの煮付（3枚）	0.2	えびの塩焼き（1尾）	0.4
れんこんの煮付（1枚）	0.2	だてまき（1個）	0.5
しいたけの煮付（1枚）	0.2	昆布巻き（3切れ）	1.7
紅白なます（30g）	0.2	ぶりの照り焼き（1/2切れ）	1.0
かずのこ（25g）	0.6	くりきんとん（40g）	0.1
かまぼこ（2切れ）	1.0	黒豆（40g）	0.3
		合　計	7.0g

ない人は飲まないようにしましょう．なお，主治医から許可が出た場合であっても，2単位（160kcal）程度としましょう（ビール中ビン1本または日本酒1合程度）．

Q8．おせち料理が中心となるため野菜を食べることが少なくなりますが，何か工夫する点はありますか．

A：野菜に含まれている食物繊維は，食後の血糖が急激に上昇するはたらきを抑えてくれますので，毎食とりたいものです．おせち料理にも，二の重として「ごぼう入り炒りどり」や「菊花かぶ」などを加えましょう．また，鍋料理は野菜をしっかりとることができるバランスのよい料理なので，おせち料理にあきたらご利用ください．

Q9．お正月には毎年お客さんが来て，一緒にすしを食べます．どんなことに注意したらよいでしょうか．

A：おすしは，ご飯の摂取量が多くなりがちです．また，ほとんどのすし飯には砂糖と塩分が入っているため，高エネルギーにもなります．野菜サラダや野菜の煮物を食べてから，すしを食べるようにしましょう．食べ過ぎを予防するために「8貫まで」など量を決めておくようにしましょう．ゆっくり時間をかけて食べ，可能ならご飯の量を少なめに握ってもらうのもよいでしょう．

Q10．海外で年越ししようと考えていますが，食事で注意することはありますか．

A：海外では，1食の食事量が国内と比較して多いことがよくあります．開放感のため，つい食べ過ぎてしまうこともありますので，普段の食事量を守りましょう．また，最近では飛行機内での食事も，エネルギー量をコントロールしたものを用意している航空会社がありますので，予約の際に問い合わせてみるとよいでしょう．

（田中　寛）

参考資料

1) 社)日本栄養士会 全国病院栄養士協議会 栄養・食事療法の有用性検討委員会：糖尿病栄養食事指導マニュアル〜栄養食事指導を効果的に行うための研究〜．2008．
2) 医療法人社団大仁会 大石病院 ホームページ「年末年始の食生活」
http://oishi-hp.or.jp/081128 b.pdf
3) 上村泰子・武井 泉：糖尿病おいしい献立3週間もう悩まない．新星出版社，2001．
4) NHK出版編：NHK きょうの健康 不安解消！糖尿病—薬と食事の疑問がスッキリ．NHK出版，2010．

9 摂食障害を併発した糖尿病患者へのアプローチについて，ポイントを教えてください

食事・栄養・代謝

若年に発症しやすい1型糖尿病，中高年に発症しやすい2型糖尿病のいずれも摂食障害（表1〜3）[1]を併発します．前者は，1型糖尿病の治療経過中に発症し，体重や体型へのこだわりがみられるようになり，ときにインスリン注射の省略（インスリンオミッション）など，体重を操作するための危険な行動をとることがあります．後者は，いわゆる「過食性障害」といわれる気晴らし食いがあり，体重増加に伴って，インスリン抵抗性とインスリン分泌能の低下を招き，2型糖尿病を発症します．過食性障害（表3）は神経性やせ症（表1）あるいは神経性過食症（表2）の患者さんに比べると，強い肥満恐怖や強いやせ願望がなく，不適切な代償行動を伴いません．

表1 神経性やせ症/神経性無食欲症診断基準（DSM-5）[1]

A．必要量と比べてカロリー摂取を制限し，年齢，性別，成長曲線，身体的健康状態に対する有意に低い体重に至る．有意に低い体重とは，正常の下限を下回る体重で，子どもまたは青年の場合は，期待される最低体重を下回ると定義される．
B．有意に低い体重であるにもかかわらず，体重増加または肥満になることに対する強い恐怖，または体重増加を妨げる持続した行動がある．
C．自分の体重または体型の体験の仕方における障害，自己評価に対する体重や体型の不相応な影響，または現在の低体重の深刻さに対する認識の持続的欠如．

コードするときの注：神経性やせ症は ICD-9-CM では病型にかかわらず **307.1** にコードされる．ICD-10-CM コードは下位分類（下記参照）による．

▶いずれかを特定せよ
（F50.01）摂食制限型：過去3カ月間，過食または排出行動（つまり，自己誘発的嘔吐，または緩下剤・利尿薬，または浣腸の乱用）の反復的なエピソードがないこと．この下位分類では，主にダイエット，断食，および/または過剰な運動によってもたらされる体重減少についての病態を記載している．
（F50.02）過食・排出型：過去3カ月間，過食または排出行動（つまり，自己誘発性嘔吐，または緩下剤・利尿薬，または浣腸の乱用）の反復的なエピソードがあること．

▶該当すれば特定せよ
部分寛解：かつて神経性やせ症の診断基準をすべて満たしたことがあり，現在は基準A（低体重）については一定期間満たしていないが，基準B（体重増加または肥満になることへの強い恐怖，または体重増加を回避する行動）と基準C（体重および体型に関する自己認識の障害）のいずれかは満たしている．
完全寛解：かつて神経性やせ症の診断基準をすべて満たしていたが，現在は一定期間診断基準を満たしていない．

▶現在の重症度を特定せよ
重症度の最低限の値は，成人の場合，現在の体格指数（BMI：Body Mass Index）（下記参照）に，子どもおよび青年の場合，BMIパーセント値に基づいている．下に示した各範囲は，世界保健機関の成人のやせの分類による．子どもと青年については，それぞれに対応したBMIパーセント値を使用するべきである．重症度は，臨床症状，能力低下の程度，および管理の必要性によって上がることもある．
軽度：BMI≧17 kg/m²
中等度：BMI 16〜16.99 kg/m²
重度：BMI 15〜15.99 kg/m²
最重度：BMI<15 kg/m²

（日本精神神経学会・日本語版用語監修，髙橋三郎，大野裕・監訳：DSM-5 精神疾患の診断・統計マニュアル．pp332-333，医学書院，2014 より）

表2　神経性過食症/神経性大食症診断基準（DSM-5）[1]

A. 反復する過食エピソード．過食エピソードは以下の両方によって特徴づけられる．
　(1) 他とはっきり区別される時間帯に（例：任意の2時間の間の中で），ほとんどの人が同様の状況で同様の時間内に食べる量よりも明らかに多い食物を食べる．
　(2) そのエピソードの間は，食べることを抑制できないという感覚（例：食べるのをやめることができない，または，食べる物の種類や量を抑制できないという感覚）．
B. 体重の増加を防ぐための反復する不適切な代償行動，例えば，自己誘発性嘔吐；緩下剤，利尿薬，その他の医薬品の乱用；絶食；過剰な運動など．
C. 過食と不適切な代償行動がともに平均して3カ月間にわたって少なくとも週1回は起こっている．
D. 自己評価が体型および体重の影響を過度に受けている．
E. その障害は，神経性やせ症のエピソードの期間にのみ起こるものではない．

▶該当すれば特定せよ
部分寛解：かつて神経性過食症の診断基準をすべて満たしていたが，現在は一定期間，診断基準のすべてではなく一部を満たしている．
完全寛解：かつて神経性過食症の診断基準をすべて満たしていたが，現在は一定期間，診断基準のいずれも満たしていない．
▶現在の重症度を特定せよ
重症度の最も低いものは，不適切な代償行動の頻度に基づいている（以下を参照）．そのうえで，他の症状および機能の能力低下の程度を反映して，重症度が上がることがある．
軽度：不適切な代償行動のエピソードが週に平均して1～3回
中等度：不適切な代償行動のエピソードが週に平均して4～7回
重度：不適切な代償行動のエピソードが週に平均して8～13回
最重度：不適切な代償行動のエピソードが週に平均して14回以上

（日本精神神経学会・日本語版用語監修，髙橋三郎，大野裕・監訳：DSM-5 精神疾患の診断・統計マニュアル．pp338-339，医学書院，2014 より）

表3　過食性障害診断基準（DSM-5）[1]

A. 反復する過食エピソード．過食エピソードは以下の両方によって特徴づけられる．
　(1) 他とはっきり区別される時間帯に（例：任意の2時間の間の中で），ほとんどの人が同様の状況で同様の時間内に食べる量よりも明らかに多い食物を食べる．
　(2) そのエピソードの間は，食べることを抑制できないという感覚（例：食べるのをやめることができない，または，食べる物の種類や量を抑制できないという感覚）
B. 過食エピソードは，以下のうち3つ（またはそれ以上）のことと関連している．
　(1) 通常よりずっと速く食べる．
　(2) 苦しいくらい満腹になるまで食べる．
　(3) 身体的に空腹を感じていないときに大量の食物を食べる．
　(4) 自分がどんなに多く食べているか恥ずかしく感じるため1人で食べる．
　(5) 後になって，自己嫌悪，抑うつ気分，または強い罪責感を感じる．
C. 過食に関して明らかな苦痛が存在する．
D. その過食は，平均して3カ月間にわたって少なくとも週1回は生じている．
E. その過食は，神経性過食症の場合のように反復する不適切な代償行動とは関係せず，神経性過食症または神経性やせ症の経過の期間のみに起こるのではない．

▶該当すれば特定せよ
部分寛解：かつて過食性障害の診断基準をすべて満たしていたが，現在は一定期間過食エピソードが平均して週1回未満の頻度で生じている．
完全寛解：かつて過食性障害の診断基準をすべて満たしていたが，現在は一定期間診断基準のいずれも満たしていない．
▶現在の重症度を特定せよ
重症度の最も低いものは，過食エピソードの頻度に基づいている（以下を参照）．そのうえで，他の症状や機能の能力低下の程度を反映して，重症度が上がることがある．
軽度：過食エピソードが週に1～3回
中等度：過食エピソードが週に4～7回
重度：過食エピソードが週に8～13回
最重度：過食エピソードが週に14回以上

（日本精神神経学会・日本語版用語監修，髙橋三郎，大野裕・監訳：DSM-5 精神疾患の診断・統計マニュアル．pp343-344，医学書院，2014 より）

◆◆ 1型糖尿病の摂食障害者へのアプローチ ◆◆

　若年の1型糖尿病に併発した摂食障害の患者さんは，1型糖尿病の発症とともに，体重が一時的に減少します．インスリン治療開始後に代謝の改善によって体重が回復すると，自分の体型について周囲の評価を気にし始めます．患者さん自身のもつ体重や体型へのコンプレックスが加味されて体重増加への不安を生じ，体重・体型への執着がみられるようになります．ご存じのように，1型糖尿病はインスリン抵抗性を備えているわけではなくインスリン分泌が欠如しているため，基礎インスリンに加えて食事や間食に応じた追加インスリンを適切に投与することができれば，理論的には解決します．持効型溶解インスリンと超速効型インスリンの頻回注射にカーボカウントなどを組み合わせるなどの方法を学べば，血糖コントロールも以前に比べて一段と改善するようになりましたし，間食も容易にとれるようになりました．また，sensor-augmented pump（SAP）療法も導入されるようになりました．

　厚生労働省の調査報告[2]にあるように，近年，男女ともにBMIが増えているとされていますが，一方，若い女性のみBMIが減少しているという指摘もあります．若い女性にとって体重や体型は大きな関心事であり，標準的なBMIよりも1〜2割少ないBMIに相当する体重や体型を理想的と考えている人が増えています．たかが体重と思いますが，体重や体型が感情や考えかたに大きく影響します．このような風潮のなかで，冷静沈着に行動することは容易ではありません．2型糖尿病患者さんが行う食事療法を1型糖尿病患者さんに当てはめると，食事や摂取エネルギー量への過度の執着が食事への関心を強化すると同時に，体重や体型への執着をも強化し，食事と体重に心がとらわれるようになります．自分にあまり自信がもてないと外的な評価を気にし，周囲に気兼ねをし，心理的ストレスをためやすくなります．

　1型糖尿病の摂食障害罹患率は非1型糖尿病の同世代に比べ，約2倍程度多いといわれています．また，摂食障害を併発した1型糖尿病患者さんは血糖コントロールが不良で糖尿病合併症を併発しやすく，致死率も高いことが報告されています．臨床場面では，目の前にいる多くの1型糖尿病患者さんのなかから摂食障害を併発している患者さんを早く見つけ出すことが肝要です．血糖コントロールが不良であるとか，インスリン使用量が指示量よりも少ない，あるいはインスリンオミッション，うつ病を併発している，通院が不規則になっている，体重の増減が激しい，自己評価が低い，繰り返される糖尿病ケトーシスなど，身体面，精神面，行動面に何らかの問題を抱えている場合に，摂食障害併発の可能性を推察します．

　摂食障害を併発した1型糖尿病患者さんのインスリンオミッションという行動に着目した九州大学心療内科の瀧井正人先生は，インスリンオミッションをする患者さんはしない患者さんに比べ，網膜症や腎症の併発が多いことを指摘しています[3]．ですから，目の前の1型糖尿病患者さんが摂食障害を併発しているかどうかを早めに見出し，患者さんと丁寧に話をすることが大切です．

　まず，1型糖尿病だけでもたいへんな苦労があるうえに摂食障害を併発し，とても辛い状況にあることをねぎらいます．1型糖尿病の患者さんが摂食障害になりやすいことを伝え，特別ではないことを伝えます[4]．摂食障害では食事や血糖コントロールが不安定になるだけでなく，心が折れそうになるけれども，過食後の排出などの代償行動は低血糖やケトーシスを誘発するため，生命の危

険もあると理解してもらうことから始めます．

　また，摂食障害は必ず治ると伝え，摂食障害になったことや過食・排出行動をけっして非難せず，患者さんが素直な気持ちで医療者に向き合える環境を用意します．1型糖尿病と診断される直前の体重減少は膵インスリン分泌がなくなったことによる異化の亢進の結果であり，インスリンを投与すればそれが是正され，体重が回復するのは当たり前のことだときちんと話すための時間を設けます．患者さんの抱えている悩みや行動に継続して耳を傾け，食行動の問題，考えかたや行動について，余裕のない誤った思考パターンがあれば気づきを深めるように治療的な会話を進めます．

　過体重になるのは問題ですが，食事療法に特別な重点を置かず，食べた量に超速効型インスリンを合わせるやりかたを取り入れることもひとつの方法です．持効型溶解インスリンを基礎インスリンとして投与し，3食摂取することが，生理的な空腹感を減少させる方法であると伝え，超速効型インスリンを食直前や間食時に炭水化物の量に応じて使用し，糖代謝を是正します．

◆◆2型糖尿病の摂食障害者へのアプローチ◆◆

　2型糖尿病の1〜2割は過食性障害を糖尿病診断時に併発しているといわれています．過食により脂肪肝と肥満がもたらされ，インスリン抵抗性を引きおこすために2型糖尿病を発症します．これまで過食性障害は，摂食障害の亜型として提案されてきましたが，神経性やせ症や神経性過食症のように独立したひとつの疾患概念として，DSM-5に採用されました[1]．過食性障害を併発した2型糖尿病の患者さんは一般に，より肥満で抑うつ気分を有していることが多いのが特徴です．肥満外科治療を含め，さまざまな治療がありますが，生活習慣への介入も奏功するといわれています．過食性障害の患者さんは，自分の食行動を恥じ，うつ病を併発し，血糖コントロールが不良である例が多いことが特徴的です．うつ病を併発している場合は，過食に至る食行動，その後に生じる感情面や行動面の変化について患者さんと話を進め，変容を図るという認知行動療法を主体とした治療を行います[5]．

（松林　直，武田由美）

文　献

1) 髙橋三郎・大野　裕（監訳）：DSM-5精神疾患の診断・統計マニュアル．医学書院，2014．
2) 厚生労働省 健康局総務課生活習慣病対策室：平成21年 国民健康・栄養調査結果の概要，2010．
 http://www.mhlw.go.jp/stf/houdou/2r9852000000 xtwq-att/2r9852000000 xu3s.pdf
3) Takii, M., Uchigata, Y. et al.：The duration of severe insulin omission is the factor most closely associated with the microvascular complications of type 1 diabetic females with clinical eating disorders. *Int J Eat Disord*, **41**：259〜264, 2008.
4) Rodin, G., Olmsted, M. P. et al.：Eating disorders in young women with type 1 diabetes mellitus. *J Psychosom Res*, **53**：943〜949, 2002.
5) Gorin, A. A., Niemeier, H. M. et al.：Binge eating and weight loss outcomes in overweight and obese individuals with type 2 diabetes：Results from the Look AHEAD trial. *Arch Gen Psychiatry*, **65**：1447〜1455, 2008.

食事・栄養・代謝

10 糖尿病と腸内細菌との関係について教えてください

最近，糖尿病や肥満などの代謝異常症と腸内細菌の関係が注目を集めています．ここでいう腸内細菌とは，いわゆる感染症を起こす病原性細菌ではなく，急性の感染症状を呈していない患者さんが通常有している腸内細菌全体を指しています．腸内細菌はヒトの便1g当たり1兆個いるといわれており，総重量は約1kgでその菌種は1,000種類以上といわれています．ヨーグルトなどでおなじみのビフィズス菌，乳酸菌や大腸菌などが有名ですが，最近までこれらの腸内細菌のほとんどの存在や機能が明らかではありませんでした．

これまでの腸内細菌の研究は顕微鏡を用いた鏡検法または培養法によっていましたが，腸内細菌が有する遺伝子16S-rDNAの遺伝学的タイピングが技術的に可能となったことなどで，いままでは培養不可能であった細菌群が腸内細菌の多くを占めていることがわかってきました．また腸管内容物のメタボローム解析により，消化された食物，腸管に分泌された消化酵素や胆汁酸，腸内細菌の代謝産物などが食事ごとにダイナミックに変化することも明らかとなってきました．さらに腸内細菌と腸管細胞はお互い影響し合っていることも明らかとなり，包括的に"腸内環境"として理解されるようになってきています[1]．

◆◆腸内細菌と糖代謝異常症◆◆

腸内細菌が糖尿病などの代謝異常症の発症にかかわる可能性は，限られた細菌や病態では以前から指摘されていました．たとえば免疫学的異常を背景として発症する1型糖尿病の発症に公衆衛生状態が関係することから，腸内細菌叢の変化が関与する可能性は指摘されており，動物実験では腸内細菌が存在しないと1型糖尿病発症が促進されることが示されています[2]．また消化管潰瘍などの原因となるヘリコバクター・ピロリ菌の感染とインスリン抵抗性の関連も以前から指摘されていました[3]．しかし，生活習慣を基盤に発症する2型糖尿病や肥満に腸内細菌が関係することが明らかとなってきたのは，2006年のGordonらの報告からです[4]．

Gordonらは肥満マウス（ob/obマウス）と通常マウスの腸内細菌叢を遺伝学的技術を用いて比較し，腸内細菌叢の大部分を占めるバクテロイデス門と，ファーミキューティス門の2群に注目すると，肥満マウスではバクテロイデス門が少なく，ファーミキューティス門が増加していることを発見しました．さらにこれらの腸内細菌叢を，生来細菌を有さない無菌マウスに移植すると，肥満マウスの腸内細菌叢を移植されたレシピエントマウスは通常マウスの腸内細菌叢を移植されたレシピエントに比較して体脂肪蓄積の増加が生じることも明らかにしました．個体の代謝状態を腸内細菌叢は反映するのみならず，腸内細菌叢が能動的にホストの代謝状態を制御するという新しい概念でした（図1）[4]．同様の検討をヒトの肥満者でも行ったところ，マウスと同じ腸内細菌叢の偏り

がヒトでも認められました．興味深いことにその腸内細菌の偏りは，肥満者が減量することで解消されたのです[5]．肥満が腸内細菌の違いにより生じる機序のひとつとして，次の状況が考えられます．そもそも腸内細菌は，哺乳類であるホストには不可能な食物の代謝を担っていますが，肥満者の腸内細菌は非肥満者の腸内細菌に比較して食物を十分に分解できる，すなわち発酵能力が高いと想定され，結果的に肥満者では便中へのエネルギー喪失が少なくなり肥満を呈するのです（図1）．

　本報告以降さまざまな疾患の患者さんにおいて腸内細菌叢の検討が行われ，2型糖尿病患者では健常者と腸内細菌叢が異なるとする報告などが相次いでいます[6, 7]．2型糖尿病患者では必ずしも肥満者と同じような腸内細菌叢の変化は示さず，たとえばバクテロイデス門とファーミキューティス門の比は耐糖能の悪化と比例しており，体格指数の変化とは逆を示していました（図2）[6]．このことから糖尿病発症と肥満の形成では，関与する腸内細菌叢が異なることが推測されています．その後さらに詳細な2型糖尿病患者の腸内細菌叢の機能変化が報告され，糖尿病患者では酪酸を産生する腸内細菌が減っていることが示されました[7]．酪酸は腸管上皮のエネルギー源として重要と考えられており，酪酸を産生する腸内細菌叢の減少が腸内環境を変化させていると想定されますが，病態への寄与はまだ明らかではありません．

　腸内細菌が産生するエンドトキシンのひとつであるリポ多糖類 lipopolysaccharide（LPS）が糖尿病発症に関与するとする報告もあります．2型糖尿病の病態に慢性の軽度な炎症が存在し，それがインスリン抵抗性を惹起することが知られるようになっていますが，その起源は必ずしも明らかではありません．最近は腸内細菌が産生するエンドトキシンの関与が推測されており，実際マウスでは高脂肪食を与えると血中のエンドトキシンの慢性的な増加を認め，それが炎症を惹起し代謝異常症が生じることが報告されています[8]．この概念は"metabolic endotoxemia"として提唱されており，ヒトにおいても健常人において血中エンドトキシン濃度が摂取エネルギー量と相関するとの報告や，2型糖尿病患者では高値であるとの報告があり，腸内細菌の同様な関与が存在すると考

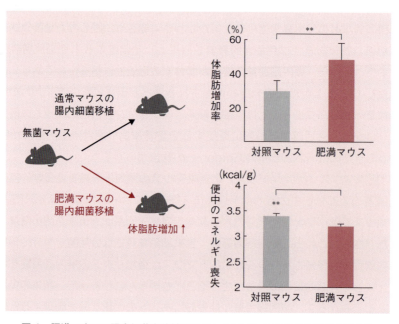

図1　肥満マウスの腸内細菌を移植するとレシピエントマウスも肥満を呈する

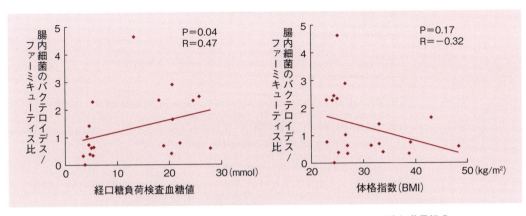

図2　2型糖尿病患者における耐糖能障害，体格指数（BMI）と腸内細菌叢組成

えられています[9, 10]．

そのほかにも下部小腸に存在するL細胞から分泌されるGLP-1の産生が腸内細菌が変化することで亢進することが明らかとなり，腸内細菌叢の変化が耐糖能に影響するひとつの原因と考えられています．その機序としてはL細胞からのインクレチン産生を促す胆汁酸の組成が，腸管内で腸内細菌が胆汁酸を代謝するため変化することなどが想定されています．

◆◆腸内細菌，腸内環境を介した糖尿病治療の可能性◆◆

以上のことから，腸内細菌叢を変化させることにより肥満や2型糖尿病の治療となるのではないかと考えられ，新たな治療法の開発に注目が集まっています．

最も直接的な治療は抗菌剤により腸内細菌叢を変化させることです．実際にマウスでは複数の抗菌剤の投与で耐糖能の改善が示されています[11]．しかし抗菌剤を用いた長期間の治療はヒトへの応用は困難であるため，代わりにプロバイオティクスを用いた治療が模索されており，実験動物では耐糖能の改善が認められています[12]．また既存の糖尿病治療にも腸内細菌叢の変化を介した効果が存在する可能性もあります．たとえばα-グルコシダーゼ阻害薬では腸内細菌叢と機能が変化することが示されています[13]．このほかに肥満外科手術は糖尿病を劇的に改善することが知られていますが，術後に腸内細菌叢も変化することが明らかとなり，この変化の治療応用についても注目が集まっています[14]．

おわりに

腸内細菌はヒトに共生し，さまざまなホストの代謝状態に影響を与えることが明らかとなってきました．個人の腸内細菌叢の解析から糖尿病発症を予測する試みも行われています．個体の代謝状態を反映する指標として，また治療標的として，今後ますます腸内細菌叢を含めた腸内環境が注目されていくと思われます．

（入江潤一郎）

文　献

1) Kau, A. L., Ahern, P. P. et al. : Human nutrition, the gut microbiome and the immune system. *Nature*, **474** : 327～336, 2011.
2) Alam, C., Bittoun, E. et al. : Effects of a germ-free environment on gut immune regulation and diabetes progression in non-obese diabetic (NOD) mice. *Diabetologia*, **54** : 1398～1406, 2011.
3) Eshraghian, A., Hashemi, S. A. et al. : Helicobacter pylori infection as a risk factor for insulin resistance. *Dig Dis Sci*, **54** : 1966～1970, 2009.
4) Turnbaugh, P. J., Ley, R. E. et al. : An obesity-associated gut microbiome with increased capacity for energy harvest. *Nature*, **444** : 1027～1031, 2006.
5) Ley, R. E., Turnbaugh, P. J. et al. : Microbial ecology : human gut microbes associated with obesity. *Nature*, **444** : 1022～1023, 2006.
6) Larsen, N., Vogensen, F. K. et al. : Gut microbiota in human adults with type 2 diabetes differs from non-diabetic adults. *PLoS One*, **5** : e9085, 2010.
7) Qin, J., Li, Y. et al. : A metagenome-wide association study of gut microbiota in type 2 diabetes. *Nature*, **490** : 55～60, 2012.
8) Cani, P. D., Amar, J. et al. : Metabolic endotoxemia initiates obesity and insulin resistance. *Diabetes*, **56** : 1761～1772, 2007.
9) Amar, J., Burcelin, R. et al. : Energy intake is associated with endotoxemia in apparently healthy men. *Am J Clin Nutr*, **87** : 1219～1223, 2008.
10) Pussinen, P. J., Havulinna, A. S. et al. : Endotoxemia is associated with an increased risk of incident diabetes. *Diabetes Care*, **34** : 392～397, 2011.
11) Membrez, M., Blancher, F. et al. : Gut microbiota modulation with norfloxacin and ampicillin enhances glucose tolerance in mice. *FASEB J*, **22** : 2416～2426, 2008.
12) Everard, A., Lazarevic, V. et al. : Responses of gut microbiota and glucose and lipid metabolism to prebiotics in genetic obese and diet-induced leptin-resistant mice. *Diabetes*, **60** : 2775～2786, 2011.
13) Suzuki, Y., Sano, M. et al. : Are the effects of alpha-glucosidase inhibitors on cardiovascular events related to elevated levels of hydrogen gas in the gastrointestinal tract? *FEBS Lett*, **583** : 2157～2159, 2009.
14) Aron-Wisnewsky, J., Doré, J. et al. : The importance of the gut microbiota after bariatric surgery. *Nat Rev Gastroenterol Hepatol*, **9** : 590～598, 2012.

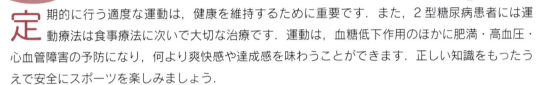

11 糖尿病患者がスポーツをするときの留意点・工夫について教えてください

定期的に行う適度な運動は，健康を維持するために重要です．また，2型糖尿病患者には運動療法は食事療法に次いで大切な治療です．運動は，血糖低下作用のほかに肥満・高血圧・心血管障害の予防になり，何より爽快感や達成感を味わうことができます．正しい知識をもったうえで安全にスポーツを楽しみましょう．

ただし，①著しい高血糖や尿ケトンを認めるとき，②増殖網膜症や顕性腎症，神経障害などの進行中の合併症がある場合，③心臓疾患，整形外科的疾患がある場合などは病状を悪化させることがあるので，主治医と相談のうえ行いましょう．決して無理をせず，自分の体力に合った運動をしましょう．また，日頃運動をしていない方が急に運動をすると心臓や関節に負担がかかるため，普段からの定期的な運動で体力づくりをしておきましょう．そのうえでご自分の好きなスポーツを楽しみましょう．そのための留意点について述べます．

◆◆脱水と低血糖◆◆

一般的に，まず注意することは脱水の予防です．運動中はかなりの発汗により脱水状態になりやすくなります．気温が高くて暑い日はなおさらです．水分だけでなく，電解質の補給も必要です．水やスポーツドリンクなどを補給しましょう（スポーツドリンクの取り過ぎは血糖を悪化させる場合があるので注意してください）．

インスリン注射や低血糖を起こす可能性のある薬剤を使用している場合に一番注意すべき点は低血糖です．スポーツの種類によっても違いますが，マラソンやゴルフなど比較的長い時間，筋肉をよく使うスポーツでは，運動中だけでなく運動後にも血糖が下がることを想定して，前もってその時間に効いているインスリンや薬を減らす必要があります．また，当然食事はきちんととりますが，長い時間のスポーツではときどき糖分を補給する必要もあります．以下，インスリンによる調整と補食による調整について述べます．

なお，内服薬に関しては，減量するか中止するかは個人によって異なりますので必ず主治医と相談をしましょう．

◆◆インスリンによる調整◆◆

食後に運動をする場合，食事前の速効型または超速効型インスリンは減らします．中間型または持効型溶解インスリンが効いている時間帯であれば，それらのインスリンも減らします．長時間の運動は遅発性低血糖を起こしやすいため，夜間に低血糖を起こす危険性が高くなります．就寝前には血糖を測定して必要ならば補食をとり，就寝前（持効型溶解）のインスリンも減らします．持効

型溶解インスリンを朝注射する場合は，朝に減量します．いずれの場合もインスリンを減らす量に関しては運動の強度や持続時間，また個人によって異なります．

　1型糖尿病である筆者の場合，基礎インスリンは，1時間程度の運動のときは10％程度減量，フルマラソンなど長時間の運動のときは40～50％減量し，追加インスリンは20～30％減量します．個人によって異なりますので，自分のからだをよく観察して経験を積み，自分なりの調整をできるようにしましょう．

◆◆補食による調整◆◆

　運動前に血糖測定を行い，2時間以上の運動を行う場合は（一般的な目安として）血糖値200 mg/d*l* 以上なら補食なし，以下なら糖質を2単位程度とりましょう．ただしこの血糖値は個人によって異なります．長時間の運動の場合は30分～1時間ごとに血糖測定を行い，どの程度の運動でどれくらい血糖が下がるかを確認します．血糖が下がるスピードは，個人，そのときの運動量，時間，インスリンの種類や量，食事によって変わるので，いろいろな状況下で確かめておきましょう．経験することで自己調整ができるようになります．また長時間運動する際は，低血糖予防のために30分ごとに糖質（あめ・ゼリー・スポーツドリンク）と水分の補給を行いましょう．

　一般的には空腹時やインスリンが最も効いている時間帯の運動は低血糖を起こしやすいので，運動する時間帯にも注意が必要です．血糖値を確認して必要に応じて糖質を補食しましょう．

おわりに

　十分に注意しているつもりでも，思わぬときに低血糖や体調不良をきたすこともあります．一緒にスポーツをする仲間には低血糖が起こる可能性があることなどを，あらかじめ知っていてもらうと安心でしょう．また，単独でのスポーツ（登山，スキーなど）はできるだけ避けたほうが安全です．

　糖尿病と上手に付き合いながら，好きなスポーツを楽しんでください．

　　　　　　　　　　　　　　　　　　　　　　　　　　　　　　　　　　　　（南　昌江）

12 骨関節障害を有する患者にも応用可能な座位運動プログラムについて，具体的に教えてください

運動療法

椅子を用いて行う座位運動（以下，チェア・エクササイズ，CE）は，膝や足への負荷が少なく，体位の安定も得やすいことから，骨関節障害を有する患者さんに行っていただきやすいエクササイズです．家庭の椅子を利用して気軽に行えることや，天候に左右されず，外に出るための着替えも不要で，思い立ったとき，時間のあるときに手軽に行えることも魅力です．

◆◆ 座位でできるチェア・エクササイズ（CE）◆◆

CEの有用性を，ハムストリングス（大腿後面）のストレッチングを例に挙げて説明します（図1）．このストレッチを立位で行おうとすると，頭を下げる姿勢となって，脊椎に大きな負担がかかるとともに，体のバランスをくずしやすくなります．では仰臥位や床上座位ならよいかというと，脊椎の変形や柔軟性の低下がある場合には，適切な体位をとること自体が困難になりがちです．このような場合，椅子に座った状態で，ストレッチする側と反対側の脚を曲げて上体を前傾させると，脊椎への負担の少ない状態で，安定したストレッチ効果が得られます．

椅子は，立位で運動するときの「支え」としても有用です．たとえば，片足立ちや重心を移動させるような動きをするとき，椅子の背もたれをもちながら行うことで体位が安定し，転倒の予防にもなります（図2）．

CEでは，立位で行うエクササイズよりも注意を要することもあります．ウォーキングのような有酸素運動は，座った状態で下肢をリズミカルに動かすことで達成できます．たとえば，左右の大腿を交互に挙上して「足踏み」を繰り返す動きなどがそうです．しかし，立位でのウォーキングと違い，椅子に座った時点ですでに股関節が大きく屈曲しているので，単純に「足踏み」だけを続けてしまうと，腰部や大腿部の筋が疲労し，腰椎や骨盤にも大きな負担がかかります．このため，

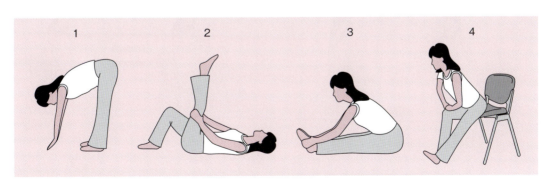

図1　ハムストリングス（大腿後面）のストレッチング
立位（1），仰臥位（2），長座位（3）よりも椅子座位（4）をとることで，安全かつ効果的に行うことができる．

「足踏み」と「かかとタッチ」（片方の下肢を前方に伸展し，かかとで床に触れた後，もとに戻す動作）を交互に行うなど，異なった動きを組み合わせることによって，同じ部位に負荷がかかりすぎないような工夫が必要となります（**図3**）.

◆◆多彩なCEプログラム◆◆

わたしたちが行っているCEの基本プログラムは，「すわろビクス」[1]，「鍛えマッスル」[2]，および「Keep Moving！Keep Healthy with Diabetes」[3] のなかに収録しています．「すわろビクス」は，ストレッチングと有酸素運動を中心とした20分間のエクササイズで，全身の主要な筋肉や関節をすべて動かす構成になっています．また，運動への慣れ具合に合わせて選んでいただけるよう，「小さな動きの運動」と「大きな動きの運動」とを示しています．「鍛えマッスル」は，音楽に合わせてリズミカルに筋力トレーニングを行うプログラムです．ストレッチングと「すわろビクス」より軽めの有酸素運動とを含めて，35分間の構成になっています．主に，高齢の人や筋力低下をきたしている人を念頭に置き，上肢，下肢，体幹部の筋肉を対象とした，比較的緩やかな6種類のトレーニングを示しています．「Keep Moving！Keep Healthy with Diabetes」は，米国のジョスリン糖尿病センターと協力して制作したもので，患者さんの状態に合わせて立位と座位のどちらでも選んでいただけるよう，両方のエクササイズを同じ画面上に示しています．

わたしたちは，だれでも知っている唱歌に合わせたCEも作成しています．「お正月」「春よ来い」「鯉のぼり」などの歌を声に出して歌いながら，それに合わせて自分のペースでCEを行っていただくことが可能です（**図4**）．日本糖尿病協会機関誌「さかえ」の2007年1月号[4] から12月号にかけて，「座ってできるすわろビクス」と題して計13曲分のプログラムを紹介しています．

これらのプログラムでは，骨や関節の安全性保持のため運動中の姿勢に注意する必要があります．椅子が高いと骨盤が前傾，低いと後傾するため，膝が90度になる椅子を使いましょう．また，脚を動かしやすくするため浅めに腰かけ，座骨を座面に立てるようにして背すじを伸ばして座ります．立位と異なり，下肢の反動を使って上肢を動かすことができないため腕の動きでは肩関節周囲の筋（三角筋など）が，また座位姿勢を保持するために腹筋，背筋が疲労しやすいことに注意しましょう．

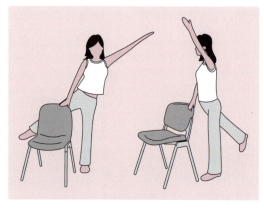

図2　椅子を支えにした動作の例（バランスエクササイズ）

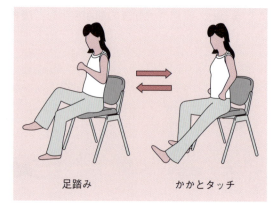

図3　「足踏み」と「かかとタッチ」のコンビネーション動作

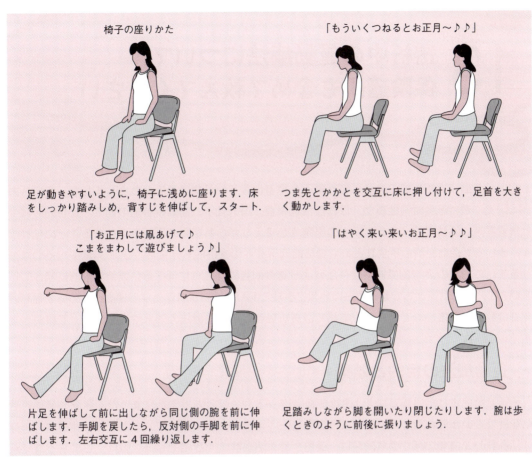

図4 唱歌「お正月*」を歌いながらのチェア・エクササイズ
* 東くめ作詞・滝廉太郎作曲　JASRAC　出1804811-801

　骨関節障害を有する患者さんの症状はさまざまです．「ウォーキングでは膝が痛みます」と訴える人でも，CEであれば痛みを感じずに行える人から，CEでも痛みが出てしまう人までいます．また，動作の種類によって，痛みが出たり出なかったりする場合もあります．さらには，単純な動きでないとついてこられない人もいれば，複合的な動き，速い動きを楽しむ余裕のある人もいます．実際のCEの指導にあたっては，症状や習熟度，嗜好に合わせて，その患者さんに適したプログラムを選択していただければと思います．

〈梅田陽子，林　達也〉

文　献

1) (DVD) 生活習慣病の予防と改善のためのチェア・エクササイズ「すわってできるエアロビクス　すわろビクス」．ブックハウス・エイチディ，2007．
2) (DVD) 生活習慣病予防と改善のための筋力強化運動「『生活筋力』を高めるための座ってできるレジスタンストレーニング　鍛えマッスル」．ブックハウス・エイチディ，2015．
3) (DVD) Keep Moving！Keep Healthy with Diabetes. Joslin Diabetes Center, 2004.
4) 梅田陽子，鴇田佳津子：座ってできる「すわろビクス」今月のテーマ曲：童謡「お正月」．月刊糖尿病ライフさかえ，**47**(1)：34〜35，2007．

運動療法

13 透析中の運動療法について，保険適用も含めて教えてください

近年の血液透析技術の進歩は慢性腎不全患者に著しい延命効果をもたらしました．その一方で，透析患者は腎性貧血，尿毒症性低栄養，筋力低下，運動耐容能の低下，骨格筋の減少と機能異常，活動量減少などの多くの問題点を抱えながら長期間の透析生活を送ることになります．そして，低血圧や心不全などの心臓機能低下などの合併症も発生し，QOLの低下へとつながります．これらの2次的障害や合併症により運動耐容能はさらに低下し，廃用症候群に陥ってしまいます．この対策として運動療法は非常に重要であり，透析患者に対する運動療法の有効性が近年では数多く報告されています．本稿では透析患者への運動療法の効果や内容について説明します．

◆◆ **運動療法の目的と効果** ◆◆

米国で実施された調査では[1]，透析患者の約1/3が，ほとんどまたはまったく運動や身体的活動を行っていませんでした．このような患者を1年間フォローアップしたところ，非運動・非身体活動群の1年後の死亡の危険性は，運動・身体活動群の1.6倍でした（図）[1]．このような結果を受けて，米国K/DOQI（Kidney Disease Outcome Quality Initiative）による「透析患者における心血管病ガイドライン」[2]では，すべての透析患者に対してスタッフは定期的にカウンセリングを実施して，その運動レベルを引き上げるように奨励すべきであると述べています．運動の目標と

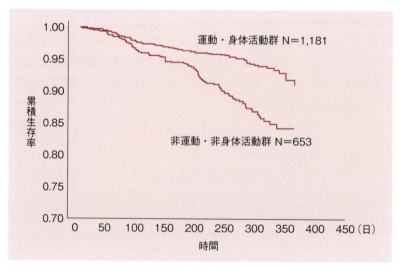

図　血液透析患者の生存曲線（文献1より）

表　透析患者における運動療法の効果 (文献3より)

1) 最大酸素摂取量の増加
2) 左室収縮機能の亢進（安静時・運動時）
3) 心臓交感神経過緊張の改善
4) 心臓副交感神経系の活性化
5) 低栄養・炎症複合症候群の改善
6) 貧血の改善
7) 前腕静脈サイズの増加（特に等張性運動による）
8) 透析効率の改善
9) 不安・うつ・QOLの改善
10) ADLの改善

しては，毎日でなくとも週の大部分で強度が中程度の心血管運動を1日30分間実施すべきとされています．

　透析患者への運動療法の効果としては，最大酸素摂取量の増加，心機能の改善，骨格筋線維の増加，血圧低下，血漿脂質改善，さらに精神心理状態改善（うつの改善）やQOLの上昇などが報告されています．また，低栄養・炎症複合症候群を改善し，透析効率も改善するという報告もあります（表）[3]．

◆◆運動療法の具体的なプログラム◆◆

　6カ月にわたる3種類の異なるタイミングでの運動療法（A：非透析日にリハビリテーション（以下リハ）センターで監視下運動，B：透析中に運動，C：自宅で非監視下運動）による効果を比較した結果，最も有効な運動療法メニューは，非透析日の監視下運動でした[4]．しかし，非透析日の監視下運動群の脱落率は3グループ中で最も高値でした．その脱落理由は運動療法とは直接関係がなく，運動する時間がない，リハセンターへ通うことが困難，その他の医学的理由などでした．以上の結果から，可能な場合にはグループAが行ったような非透析日の監視下での運動療法が最も効果的ですが，運動療法そのものの理由以外で継続が困難な場合には，グループBが行ったような透析中に行う運動療法に変更すると継続可能な場合が多く，運動不足による体力の減弱を抑制できる可能性が示唆されました．

　透析患者に限らず，運動療法をいかにして習慣づけるかは難題です．特に，透析患者では透析直前は心不全や高血圧を，透析直後には起立性低血圧などを合併しており，積極的に運動を行う状態ではありません．

　一方，透析中の運動で問題が発生した報告はなく，安全性も認められています．透析施行中の運動療法の効果として，降圧効果，運動中の血流増加と血管拡張による透析効率上昇などが報告されています．体液過剰状態にある透析中では運動時間も長く行うことが可能で，運動消費エネルギー量も多くなります．透析の際に運動療法を行うことで，あらためて運動療法の時間を設定する必要がなくなり，さらに運動療法実施中に血圧モニターや自覚・他覚症状の確認を医療従事者が行うことができます．透析開始後で心不全が改善し，除水が過度にならない段階での運動であるため，きわめて安全に行えることも有利です[3]．

　透析中の運動療法メニューとしては，仰臥位でも実施可能な自転車エルゴメータを用いた下肢運動と，ゴムバンドやボールを用いたレジスタンス運動を行います．エルゴメータ運動は透析開始か

ら原則 2 時間以内とし，10～15 分間の運動後に同時間の休息を取り，それを繰り返します．レジスタンス運動はエルゴメータ運動の合間に行います[3]．

おわりに

　透析患者における運動療法の有効性・安全性が徐々に明らかになっています．しかしながら，高齢の透析患者には，高度の廃用，整形外科疾患，心血管疾患，さらには抑うつ，認知症など運動療法の実施に問題となる合併症を有している者も多くいます．このような場合，看護師のみでの対応は困難であり，理学療法士や心臓リハ専門家が介入する必要があります．しかし，わが国の多くの透析クリニックでは，そのような運動療法の専門職が必ずしも常勤しておらず，また，いたとしても透析患者への運動療法に対して診療報酬は設定されていません．透析患者に運動療法をリハ医療として施行するには，まず脳血管疾患や心大血管疾患リハ料標榜施設としての認定が必要ですし，また透析中の運動療法は技術料の二重請求となることから，現状では透析患者へのリハ医療はほとんどの施設でサービスとして実施しています．このような現状をふまえて，透析患者への運動療法やリハ医療の普及並びに医学的発展を目的として，2011 年に「日本腎臓リハビリテーション学会」[5]が設立され，活動しています．

（伊藤　修）

文　献

1) O'Hare, A. M., Tawney, K. et al. : Decreased survival among sedentary patients undergoing dialysis : results from the dialysis morbidity and mortality study wave 2. *Am J Kidney Dis*, **41** : 447～454, 2003.
2) K/DOQI Workgroup. : K/DOQI clinical practice guidelines for cardiovascular disease in dialysis patients. *Am J Kidney Dis*, **45**(Supple 3) : S1～S153, 2005.
3) 伊藤　修：透析患者のリハビリテーション―現状と問題点　運動療法の実際と効果．*Journal of Clinical Rehabilitation*, **19** : 531～537，2010.
4) Konstantinidou, E., Koukouvou, G. et al. : Exercise training in patients with end-stage renal disease on hemodialysis : comparison of three rehabilitation programs. *J Rehabil Med*, **34** : 40～45, 2002.
5) 一般社団法人　日本腎臓リハビリテーション学会ホームページ．http://jsrr.jimdo.com/

14 新しいインスリン製剤とその特徴について教えてください

ヒトインスリンの構造を一部変更することで，その作用時間に特性をもたせたインスリンアナログが順次発売され，現在複数のより早い作用時間を有する超速効型インスリンアナログ，および超速効型インスリンアナログとそのNPH（neutral protamine Hagedorn）型とのさまざまな割合の混合製剤，さらに長く安定した作用時間を有する持効型溶解インスリンアナログ，および超速効型インスリンアナログと持効型溶解インスリンアナログの配合薬が使用できる環境にあります．

◆◆超速効型インスリンアナログ◆◆

現在，3種の超速効型インスリンアナログ，インスリンリスプロ（ヒューマログ®），インスリンアスパルト（ノボラピッド®），インスリングルリジン（アピドラ®），が市販されています．これらは主にヒトインスリンB鎖28，29位のアミノ酸を置換したインスリンアナログです（表）．B鎖28，29位はインスリン分子の2量体形成にかかわる部位で，超速効型インスリンアナログ

表 インスリンアナログ製剤の構造（ヒトインスリンとの比較）

超速効型インスリンアナログ			
ヒトインスリン	B鎖		
	3	28	29
	Asn	Pro	Lys
インスリンリスプロ		Lys	Pro
インスリンアスパルト		Asp	
インスリングルリジン	Lys		Glu
持効型溶解インスリンアナログ			
ヒトインスリン	A鎖	B鎖	
	3	29	30
	Asn	Lys	Thr
インスリングラルギン	Gly		Thr-Arg-Arg
インスリンデテミル		Lys-ミリスチン酸	除去
インスリンデグルデク		Lys-Glu-ヘキサデカン二酸	除去

アナログ製剤においてヒトインスリンからのアミノ酸残基の変更を示した．
Asn：アスパラギン，Pro：プロリン，Lys：リジン，Asp：アスパラギン酸，
Glu：グルタミン酸，Thr：トレオニン，Gly：グリシン，Arg：アルギニン

製剤ではインスリン分子の2量体形成が妨げられる構造になっています．すなわち，インスリン製剤溶液ではインスリンは6量体を形成していますが，速効型インスリン（ヒトレギュラーインスリン）は皮下に投与されると，6量体から2量体，単量体となって血中に吸収されていくのに対し，超速効型インスリンアナログ製剤は皮下投与後6量体がすぐに単量体に解離することで血中に速やかに吸収されます．

　超速効型インスリンアナログ製剤は，その吸収が早いため食直前の投与が原則で，これにより食前のインスリン投与の利便性が向上しました．超速効型インスリンアナログ製剤は，30分以内に吸収され，食後30分，60分の血中インスリン濃度は，速効型インスリンに比し高く[1]，食後の血糖の上昇（glucose spikes）も抑制されやすくなっています．また，超速効型インスリンアナログでもたらされる食後の迅速な血中インスリンの増加が正常な血管内皮機能，微小循環の維持に必要であることが示されています[2]．

◆◆超速効型インスリンアナログ混合製剤◆◆

　超速効型インスリンアナログとその中間型化（NPH化）されたものとの混合製剤（Biphasic insulin）は，素早いインスリン吸収の立ち上がりで，食後の血糖上昇を抑制し，かつ中間型化された成分でその作用時間がある程度伸びるようになっています[1]．製剤としては，超速効型インスリンアナログが25あるいは30％の製剤（ヒューマログ®ミックス25，ノボラピッド®30ミックス）と超速効型インスリンアナログが50あるいは70％と高い製剤（ヒューマログ®ミックス50，ノボラピッド®50あるいは70ミックス）があります．インスリン強化療法を簡便化した形として，超速効型インスリンアナログの25あるいは30％の混合製剤の朝，夕食時の1日2回打ち，あるいは超速効型インスリンアナログの50あるいは70％の混合製剤の朝，昼，夕食時の1日3回打ちがあります．後者では昼食後の午後の血糖の上昇が抑制されますが，空腹時血糖が高くなり，夕食時を超速効型インスリンアナログの25あるいは30％の混合製剤に変更すべき場合もあります[3,4]．

◆◆持効型溶解インスリンアナログ◆◆

　安定した基礎分泌分を補充できるフラットな作用特性をもつインスリン製剤として，インスリングラルギン（ランタス®）とインスリンデテミル（レベミル®）に加え，近年インスリンデグルデク（トレシーバ®）が発売されています．またインスリングラルギンの濃縮製剤（ランタス®XR）も使用できるようになっています．それぞれの持効型溶解インスリン製剤では，その「持効化」の機序が異なります．

　インスリングラルギンは表に示すようなアミノ酸構造の修飾により等電点がヒトインスリンのpH 5.4からpH 7.0近くに移行し，酸性溶液下での安定性が向上するようになっています．皮下投与されると，pH 7.4の皮下組織で等電点沈殿を生じ血中に徐々に吸収され，約24時間のインスリン作用を発揮します．

　インスリンデテミルは，ヒトインスリンのB鎖30位のトレオニン（Thr）残基を除去し，B鎖29位のリジン（Lys）残基に脂肪酸，ミリスチン酸を付加した構造をもちます（表）．この脂肪酸側鎖はインスリン分子の6量体同士の結合の形成を促し，皮下よりの吸収を遅らせ，さらに吸収後，そ

の脂肪酸側鎖によりアルブミンと可逆的に結合し，アルブミンから，徐々に，より親和性の強いインスリン受容体に結合していくことで長時間（約 24 時間）にわたるインスリン作用を発揮します．

インスリンデグルデクは，インスリンデテミルと同じくヒトインスリンの B 鎖 30 位の Thr 残基を除去し，B 鎖 29 位の Lys 残基にグルタミン酸（Glu）をスペーサーとしてヘキサデカン二酸を付加した構造をもちます．製剤中では 6 量体が 2 つ結合したダイヘキサマーとして存在しますが，投与後は可溶性で安定したマルチヘキサマーとして皮下組織内に一時的にとどまり，単量体に解離しながら緩徐かつ持続的に血中に移行することにより，長時間（42 時間以上）にわたるインスリン作用を発揮します．

インスリングラルギン U300（ランタス®XR）は，グラルギン 100 単位/m*l* 製剤（ランタス®）と同じ有効成分を持ち，その濃度を 3 倍にした製剤です．皮下における沈殿物の表面積を小さくすることにより，インスリングラルギンの血中への移行が緩やかになるため，ランタス®よりさらにフラットで長時間（24 時間以上）のインスリン作用を示す製剤です．

インスリン強化療法において持効型溶解インスリンアナログを基礎インスリンとして用いることにより，長時間にわたる変動の少ない基礎インスリンの補充が可能となりました．また，2 型糖尿病で経口血糖降下薬で血糖コントロールが不十分な場合，経口血糖降下薬にインスリン製剤を併用する BOT（basal supported oral therapy）[5]において持効型溶解インスリンアナログの併用はインスリン導入として簡便です．

◆•超速効型アナログ・持効型溶解アナログ製剤配合薬•◆

超速効型インスリンアナログ（インスリンアスパルト）と持効型溶解インスリンアナログ（デグルデク）をそれぞれ 3：7 の割合で配合した，ライゾデグ®配合注が発売されています．他の混合型インスリンアナログ製剤との違いのひとつは，無色透明であり混和する必要がない点です．基礎インスリンのみでは食後高血糖を抑えられない場合，主たる食事の直前に 1 日 1 回注射することで食後高血糖の改善を期待できます．また，他の混合型インスリンアナログ製剤 1 日 2 回注射からの切り替えで，基礎インスリンをより安定して補充できるため，低血糖リスクの減少や血糖コントロールの安定化を期待できます．

（財部大輔，中西幸二）

編者注：中西幸二先生は 2016 年 1 月にご逝去されましたが，本項は中西幸二先生執筆の雑誌掲載時原稿を基に，財部大輔先生に改稿していただいたものです．

文 献

1) Mooradian, A. D., Bernbaum, M. et al. : Narrative Review：A rational approach to starting insulin therapy. *Ann Intern Med*, **145** : 125〜134, 2006.
2) Hohberg, C., Hehenwarter, S. et al. : Effect of insulin glulisine on microvascular blood flow and endothelial function in the postprandial state. *Diabetes Care*, **31** :1021〜1025, 2008.
3) Cucinotta, D., Smirnova, O. et al. : Three different premixed combinations of biphasic insulin aspart –comparison of the efficacy and safety in a randomized controlled clinical trial in subjects with type 2 diabetes. *Diabetes Obes Metab*, **11** : 700〜708, 2009.
4) Kadowaki, T., Nishida, T. et al. : 28-week, randomized, multicenter, open-label, parallel-group phase III trial to investigate the efficacy and safety of biphasic insulin aspart 70 thrice-daily injections vs twice-daily injections of biphasic insulin aspart 30 in patients with type 2 diabetes. *J Diabetes Invest*, **1** : 103〜110, 2010.
5) 吉岡成人：インスリン治療．経口薬併用療法．日本内科学会雑誌，**98**：756〜760, 2009.

15 GLP-1受容体作動薬療法を行う際のポイントについて，注意点や有効性の見極めかたを含め教えてください

　インクレチンとは食事摂取に伴い消化管から分泌され膵β細胞に作用してインスリン分泌を促進するホルモンの総称である．インクレチンとして，Glucose-dependent Insulinotropic Polypeptide（GIP）と，Glucagon-Like Peptide-1（GLP-1）の2つのホルモンがインクレチンとして機能することが確認されている．2型糖尿病ではGIPのインクレチン作用（血糖依存性のインスリン分泌促進作用）は低下しているがGLP-1のインクレチン作用は保たれているため，GLP-1受容体作動薬が2型糖尿病の治療薬として実用化された．

　GLP-1受容体作動薬としては，まずリラグルチド（1日1回皮下注タイプ）とエキセナチド（1日2回皮下注タイプ/バイエッタ®）がわが国で使用可能となったが，その後，リキシセナチド（1日1回皮下注タイプ）が上市され，さらに，週1回タイプのエキセナチド（ビデュリオン®）や，同じく週1回タイプのデュラグルチドも発売された．GLP-1受容体作動薬は，基本的な構造上は2種類に大別される．ベースになる分子がGLP-1か，exendin-4かの2系統である．リラグルチド，デュラグルチドは前者であり，エキセナチド，エキセナチドLAR（long acting release），リキシセナチドは後者である．作用時間からは，短時間作用型と長時間作用型に分類され，それぞれ血糖降下作用に異なる特徴を有する．前者がエキセナチド，リキシセナチドであり，後者はリラグルチド，エキセナチドLAR，デュラグルチドである．短時間作用型は食後血糖の低下作用が強く，長時間作用型は空腹時血糖の低下作用が強い．

　GLP-1受容体作動薬の適応は，内因性インスリン分泌が保たれている2型糖尿病である．GLP-1受容体作動薬はインスリンの代替薬にはならない．このため，内因性インスリン分泌が枯渇している1型糖尿病で，インスリン注射を中止してGLP-1受容体作動薬を使用すると，死亡事故につながるので，この点には最大の注意が必要である．インスリンの内因性分泌が枯渇していなければ，インスリンとGLP-1受容体作動薬の併用も有用な場合がある．

　GLP-1の多様な作用にも期待が集まっている．GLP-1は，膵β細胞に作用して血糖依存性にインスリン分泌を促進するとともに，膵α細胞に作用してグルカゴン分泌を抑制する．これにより，筋肉のインスリン感受性が亢進し，肝糖産生は抑制される．また，インスリン合成や膵β細胞の増殖を促進するとともに，膵β細胞のアポトーシスを抑制することが示唆されている．またGLP-1は，胃に作用して胃内容物排出を抑制し，食後高血糖の抑制作用をもたらす．脳に対しては，大脳視床下部の満腹中枢に作用し過食を防ぐ働きを持つ．心臓保護作用や，心拍出量を亢進する作用も報告されている（図）．

　糖毒性はインクレチン作用にも及ぶ．4週間にわたりインスリン強化療法を実施し2型糖尿病の糖毒性を解除すると，GIPやGLP-1に対する血糖依存性のインスリン分泌促進作用やグルカゴ

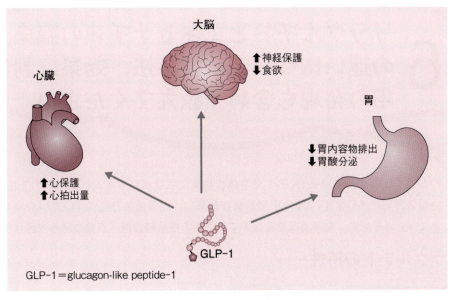

図 GLP-1の膵外作用

Drucker, D. J. : *Cell Metab*, **3** : 153～165, 2006,
Drucker, D. J. et al. : *Lancet*, **368** : 1696～1705, 2006 より作成

ン分泌抑制作用が改善するという報告もある[1]．GLP-1受容体作動薬は，高血糖状態で導入するよりも糖毒性を解除した後の維持療法に力を発揮しやすい可能性がある．

　最も注意すべき副作用は，嘔気や嘔吐などの消化器系副作用である．短時間作用型のほうが長時間作用型より副作用が多い傾向が認められ，また用量調整ができる場合は，各薬剤の用法に従い用量を漸増すると副作用が起きにくくなる．

　GLP-1受容体作動薬は，リラグルチドで糖尿病の心血管疾患の二次予防に有用な可能性が報告されており，新たな薬剤の上市も予定されていて，今後も注目されていく治療薬である．

（五十川陽洋）

文　献

1) Højberg, P.V., Vilsbøll, T, et al. : Four weeks of near-normalisation of blood glucose improves the insulin response to glucagon-like peptide-1 and glucose-dependent insulinotropic polypeptide in patients with type 2 diabetes. *Diabetologia*, **52** : 199～207, 2009.

16 リラグルチドとエキセナチドの臨床上の違いについて，投与法，効果，副作用の発現も含めて教えてください

現在わが国で使用されている GLP-1 受容体作動薬にはリラグルチドとエキセナチドのほか，5 種類の製剤があります．GLP-1 受容体作動薬は，血糖値依存性にインスリン分泌を促進し，グルカゴン分泌を抑制，胃排出速度を低下することで空腹時血糖，食後血糖を改善します．

◆◆リラグルチドの特性◆◆

リラグルチドは，GLP-1 と 97％と高い相同性を有しており，GLP-1 の 34 番目のリジンをアルギニンに置換し，26 番目のリジンに脂肪酸を付加することでアルブミンとの可逆的な結合を高め，DPP-4 に抵抗性となっています．半減期は 14～15 時間と長時間作用するため 1 日 1 回投与であり，開始後 3～4 日で血中濃度は安定し，以後 24 時間持続します．通常，1 日 1 回 0.3 mg から開始し，副作用をみながら 1 週間以上の間隔で，0.6 mg，0.9 mg まで増量します（図）．

国内第Ⅱ相試験[1]では，2 型糖尿病患者にリラグルチドを投与し，用量依存性に血糖改善効果を認めており，0.9 mg 群では HbA1c は 1.85％の低下を認めています．SU 薬との併用を検討し

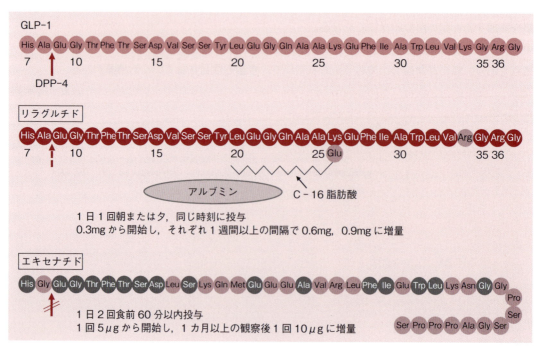

図　GLP-1 受容体作動薬の構造と用法
(Drucker, D.J. et al.: *Lancet*, 368：1696～1705, 2006 より)

た国内第Ⅲ相試験[2]では24週後にHbA1cは0.6 mg群で1.46%, 0.9 mg群で1.56%低下し, 空腹時血糖, 食後血糖の改善も認めました. 通常SU薬を投与すると体重増加が問題となりますが, 投与後52週でも体重の変化はほとんど認められませんでした. 海外の第Ⅲ相臨床試験であるLEAD試験においても, リラグルチド単独療法あるいは経口薬との併用療法においてHbA1cは1〜1.5%の低下が報告されています. また, 海外ではリラグルチドとビグアナイド, あるいはビグアナイドとチアゾリジン薬併用で体重減少効果が報告されています. 適応はすべての2型糖尿病となっており単独療法, インスリンを含むすべての経口血糖降下薬と併用できます.

◆◆エキセナチドの特性◆◆

エキセナチドは, トカゲの唾液腺から抽出されたペプチドで, GLP-1と53%の相同性を有しており, GLP-1受容体と特異的かつ高い親和性で結合することができます. GLP-1はN端から2番目のアミノ酸がアラニンであるためDPP-4によって分解されるのに対し, エキセナチドは2番目のアミノ酸がグリシンのため, DPP-4による分解に抵抗性で, 血中半減期は1.3時間, 生体内での効果は5〜7時間持続します. 通常1日2回食前60分以内に皮下注射を行います. 1回5 μgから開始し, 1カ月以上の経過観察後に血糖改善効果が得られなければ1回10 μgへ増量します(図). 適応は, SU薬単独療法, SU薬とビグアナイドまたはチアゾリジン薬の併用療法を行っても十分な血糖改善効果が得られない症例となっています.

国内第Ⅱ相試験[3]の結果では, SU薬単独あるいはSU薬とビグアナイド, チアゾリジン薬との併用で, エキセナチドは用量依存性に血糖降下作用を発揮し, HbA1cを5 μgで1.2%, 10 μgで1.4%下げることが報告されています. 海外では, メトホルミンとSU薬で治療中の2型糖尿病患者にエキセナチドを104週間投与した長期の治療成績[4]が報告されていますが, HbA1c 1.1%の低下, 4.7 kgの体重減少を認めています.

◆◆リラグルチドとエキセナチドの比較◆◆

GLP-1受容体作動薬は血中半減期の違いをもとに1日1〜2回投与の短時間作用型と1日1回または週1回投与の長時間作用型に分類されます. エキセナチドは短時間作用型で, 胃内容排泄遅延作用やグルカゴン分泌抑制作用を介して, 食後血糖をより強く低下させます. 一方, リラグルチドは長時間作用型で, インスリン分泌促進やグルカゴン分泌抑制作用を介して, 空腹時血糖を改善させます. 長時間作用型では胃内容排泄遅延作用が減弱するタキフィラキシーが指摘されており, 食後血糖の改善効果は短時間作用型ほど強くはありません.

◆◆GLP-1受容体作動薬の副作用◆◆

GLP-1受容体作動薬の副作用として最も多いのは腹部症状で, 胃排泄運動の抑制により悪心, 嘔吐, 便秘, 下痢などが出現します. エキセナチドでは8週間, リラグルチドにおいて4〜6週間以降徐々に症状は軽減します. 消化器症状は投与初期に強いため, 開始時には食事量を控え, 制吐薬を対症療法として使用するのもよいと思われます. また, 両者で急性膵炎の発症も報告されていますが, この因果関係についてははっきりしていません.

SU薬との併用で低血糖が報告されており, エキセナチド, リラグルチドどちらも重篤な低血糖

は認めなかったものの，開始時にはSU薬を減量するなど注意が必要と思われます．

エキセナチドは人には存在しないペプチドであるため，投与により2/3～1/2の患者に抗体を認めますが，エキセナチドの効果には影響しないことが報告されています．しかし，高抗体価の持続する症例でHbA1cの改善がやや低下する可能性も指摘されており，今後の検討が必要です．一方，抗リラグルチド抗体出現率はエキセナチドと比較すると低く，血糖降下作用への影響は報告されていません．

また，エキセナチドは主に腎排泄であり，透析患者を含む重度の腎機能障害の患者には禁忌ですが，リラグルチドはエキセナチドと異なり腎臓から排泄されず体内で分解されることから，腎障害患者には慎重投与となっています．

リラグルチド発売当初に，糖尿病ケトアシドーシスの症例が報告されましたが，インスリン依存状態の患者には禁忌であり，投与前に内因性のインスリン分泌を十分に評価し，適応を適切に判断して使用することが重要で，これはエキセナチドにも当てはまります．

GLP-1受容体作動薬は，短時間作用型と長時間作用型で薬効に違いがあるため，その特徴を把握し，患者の病態や生活環境も考慮して選択することが重要です．

（細葉美穂子）

文　献

1) Seino, Y. et al. : Dose-dependent improvement in glycemia with once-daily liraglutide without hypoglycemia or weight gain : A double-blind, randomized, controlled trial in Japanese patients with type 2 diabetes. *Diabetes Res Clin Pract*, **81** : 161～168, 2008.
2) Kaku, K. et al. : Improved glycaemic control with minimal hypoglycaemia and no weight change with the once-daily human glucagon-like peptide-1 analogue liraglutide as add-on to sulphonylurea in Japanese patients with type 2 diabetes. *Diabetes Obes Metab*, **12** : 341～347, 2010.
3) Kadowaki, T. et al. : Exenatide exhibits dose-dependent effects on glycemic control over 12 weeks in Japanese patients with suboptimally controlled type 2 diabetes. *Endocr J*, **56** : 415～424, 2009.
4) Buse, J.B. et al. : Metabolic effects of two years of exenatide treatment on diabetes, obesity, and hepatic biomarkers in patients with type 2 diabetes : An interim analysis of data from the open-label, uncontrolled extension of three double-blind, placebo-controlled trials. *Clin Ther*, **29** : 139～153, 2007.

薬剤

17 メトホルミン処方にあたっての注意点について教えてください

ビグアナイド薬であるメトホルミンは発売開始から50年以上も経過し，血糖降下作用をはじめとする優れた特徴から世界中で広く使用されています．以前日本で承認されていた用量は750 mgまでであり，十分な効果が期待できず，その使用は限定的でした．しかし，メトホルミンの新規用量薬であるメトグルコ®においては最大2,250 mgまで処方することができ，2011年5月より投薬期間制限も解除され長期投与が可能となっています．これからもメトホルミンを処方する機会は非常に多く，メトホルミンの特徴と処方する際の注意点について十分に理解しておきましょう．

◆◆ メトホルミンの特徴 ◆◆

メトホルミンは肝臓での糖産出の抑制が主な作用ですが，そのほかにも消化管からの糖吸収抑制，末梢組織でのインスリン感受性の改善などさまざまな作用により血糖降下作用を発揮します．また，血糖コントロール改善に際し，体重が増加しにくく，肥満の2型糖尿病患者にも積極的に使用が可能です．そして，メトホルミン単独での使用では低血糖をきたす可能性がきわめて低いことや，1錠あたりの薬価がほかの糖尿病薬より安く経済的負担が少ないことも特徴です．

糖尿病治療で最も重要な点としては合併症の予防や進展抑制といったことですが，メトホルミンは糖尿病網膜症，糖尿病腎症，糖尿病神経障害といった細小血管症や心筋梗塞等の大血管症に対しても効果が示されています（図）[1]．そのため，ADA（米国糖尿病学会）/EASD（欧州糖尿病学会）

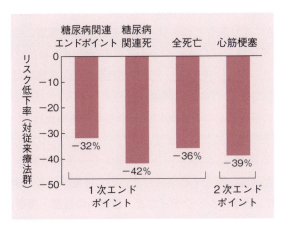

図 メトホルミン治療における合併症リスク低下
（文献1より）

のガイドライン等で最初に使用すべき治療薬としてメトホルミンが推奨されています[2]．

また，近年，日本人を含め糖尿病患者における発がんリスク上昇が指摘されています[3, 4]が，メトホルミンには発がんリスクを減少させる可能性が示唆されています[5]．特に日本において糖尿病患者は心血管疾患とともにがんも主要な死因であることから，メトホルミンの可能性には期待したいところです．

◆◆メトホルミン処方における注意点◆◆

メトホルミンの副作用として悪心や下痢といった消化器症状が頻度としては多いですが，最も注意すべきなのは乳酸アシドーシスです．日本でも諸外国と比べて必ずしも頻度は高くはないものの，メトホルミンの投与患者において乳酸アシドーシスが報告されています．乳酸アシドーシスは非常にまれではありますが，しばしば予後不良で，死亡例も報告されており，迅速かつ適切な治療を必要とします．乳酸アシドーシスによる死亡例は1年当たり10万人に3人程度と報告されています[6]．

日本糖尿病学会もメトホルミン使用における乳酸アシドーシスを検討し，2012年2月1日に「ビグアナイド薬に関する適正使用についてのRecommendation」をまとめ，2016年5月12日には日本で使用されているビグアナイド薬のほとんどがメトホルミンであることや，エビデンスの点などから「メトホルミンの適正使用に関するRecommendation」と改訂していますので，是非参考にしてください[7]．メトホルミンの乳酸アシドーシスには投与量や投与期間に一定の傾向は認められないとされていますが，乳酸アシドーシスを発症した患者は添付文書において禁忌や慎重投与となっている事項に該当する患者がほとんどであり，添付文書遵守の徹底を心がけることが重要と考えられます．

具体的な注意事項として以下の点に注意しましょう．

1）腎機能障害患者（透析患者を含む）

メトホルミンを使用するうえで，特に腎機能障害患者には注意が必要です．腎機能の評価に関しては，2016年4月8日にFDAからDrug Safety Communicationが出されたことを受け，従来のクレアチニンによる腎機能評価から推定糸球体濾過量eGFRによる評価へ変更されています．具体的にはeGFRが30 ml/分/1.73 m² 未満の場合にはメトホルミンは禁忌です．eGFRが30～45 ml/分/1.73 m² の場合にはリスクとベネフィットを勘案して慎重に投与します．脱水，ショック，急性心筋梗塞，重症感染症の場合などやヨード造影剤の併用などではeGFRが急激に低下することがあるので注意しましょう．特にヨード造影剤使用前後48時間はメトホルミンを中止するなど慎重に対応する必要であり，日本糖尿病学会からもeGFRが30～60 ml/分/1.73 m² の患者では，ヨード造影剤検査の前あるいは造影時にメトホルミンを中止して，48時間後にeGFRを再評価してから再開することが推奨されています．また，eGFRが60 ml/分/1.73 m² 以上の場合でも，腎血流量を低下させる薬剤（レニン・アンジオテンシン系の阻害薬，利尿薬，NSAIDsなど）の使用などにより腎機能が急激に悪化する場合があるので注意が必要です．

2）過度のアルコール摂取，脱水，シックデイなど，患者への注意・指導が必要な状態

メトホルミンは，過度のアルコール摂取，脱水，下痢，嘔吐等の胃腸障害のある患者には禁忌となっています．シックデイの際には脱水が懸念されるので，いったん服薬を中止し，主治医に相談

するように指導しましょう．

3）心血管・肺機能障害，手術前後，肝機能障害などの患者

メトホルミンは，高度の心血管・肺機能障害（ショック，急性うっ血性心不全，急性心筋梗塞，呼吸不全，肺塞栓など低酸素血症を伴いやすい状態），外科手術（飲食物の摂取が制限されない小手術を除く）前後の患者，重度の肝機能障害には禁忌となっています．また，メトホルミンは肝機能障害にも注意が必要であり，軽度〜中等度の肝機能障害には慎重投与となっていますが，ASTやALTが基準値上限の3倍以上や肝硬変患者に対する安全性は確認されておらず，処方は控えるほうがよいでしょう．

4）高齢者

メトホルミンは高齢者には慎重投与となっていますが，高齢者では腎機能，肝機能の予備能が低下していることが多いことから定期的に患者の状態を観察し，投与量の調節や投与の継続を検討する必要があります．特に，75歳以上の高齢者ではより慎重な判断が必要であり，80歳以上では原則として投与禁忌と考えてください．

5）その他

上記1）〜4）以外にも乳酸アシドーシスの既往，重症ケトーシス，糖尿病性昏睡もしくは前昏睡，1型糖尿病，重症感染症，重篤な外傷，栄養不良状態，飢餓状態，衰弱状態，脳下垂体機能不全または副腎機能不全，妊婦または妊娠している可能性のある婦人，メトホルミンに対し過敏症の既往は添付文書上で禁忌となっています．また，添付文書に記載はありませんが，病態のうえで乳酸が蓄積しやすいミトコンドリア遺伝子異常による糖尿病に対しても禁忌と考えてください．そのほかにもメトホルミンに起因すると考えられる副作用に対しては状態に応じて適切に対応する必要があります．

メトホルミンは副作用の危険性を十分に考慮したうえで処方すべきですが，適正に使用すれば安全性も高く，そのすぐれた効果を十分に発揮することができると考えられます．

（辻本哲郎，能登　洋）

文　献

1) UKPDS group. : Effect of intensive blood-glucose control with metformin on complications in overweight patients with type 2 diabetes (UKPDS 34). UK Prospective Diabetes Study (UKPDS) Group. *Lancet*, **352** : 854〜865, 1998.
2) Nathan, D. M., Buse J. B. et al. : Medical management of hyperglycemia in type 2 diabetes : a consensus algorithm for the initiation and adjustment of therapy: a consensus statement of the American Diabetes Association and the European Association for the Study of Diabetes. *Diabetes Care*, **32** : 193〜203, 2008.
3) Inoue, M., Iwasaki, M. et al. : Diabetes mellitus and the risk of cancer: results from a large-scale population-based cohort study in Japan. *Arch Intern Med*, **166** : 1871〜1877, 2006.
4) Noto, H., Osame, K. et al.: Substantially increased risk of cancer in patients with diabetes mellitus : a systematic review and meta-analysis of epidemiologic evidence in Japan. *J Diabetes Complications*, **24** : 345〜353, 2010.
5) Noto, H., Goto, A. el al. : Cancer Risk in Diabetic Patients Treated with Metformin : A Systematic Review and Meta-analysis. *PLoS ONE*, **7**(3) : e33411, 2012.
6) Wiholm, B. E., Myrhed, M. : Metformin-associated lactic acidosis in Sweden 1977〜1991. *Eur J Clin Pharmacol*, **44** : 589〜91, 1993.
7) 日本糖尿病学会：「メトホルミンの適正使用に関するRecommendation」http://www.fa.kyorin.co.jp/jds/uploads/recommendation_metformin.pdf

薬 剤

18 インクレチン関連薬を使用する際のシックデイ対策について教えてください

糖尿病患者が感染症・消化器疾患・外傷やストレスを併発し，血糖コントロールが困難となった状態を「シックデイ」といいます．シックデイ時は，糖尿病ケトアシドーシスや高浸透圧高血糖症候群，低血糖性昏睡を起こす危険性が高く，薬物療法を行っている患者に対しては日頃からその対策を十分に指導する必要があります．

◆◆シックデイの病態◆◆

発熱・感染・疼痛などに伴い，糖新生亢進およびインスリン抵抗性を促進するコルチゾールなどのストレスホルモンの上昇により血糖が上昇します．また，シックデイ時のカテコールアミン分泌は，膵β細胞からのインスリン分泌を抑制し，肝でのグリコーゲン分解や糖新生を亢進させます．さらに，IL-1，IL-6，TNF-αなどの炎症性サイトカインが上昇し，コルチゾールの分泌を促進したり，インスリン抵抗性を促進します[1,2]．

一方，嘔吐や下痢などで食事摂取量が低下したり，胃腸炎により消化吸収が低下したりすると，通常量のインスリンや経口血糖降下薬を継続することで低血糖になる可能性があります．また，糖質摂取量が減少すると，脂肪分解によるケトン体産生が亢進し，ケトーシスをきたしやすくなります．

◆◆シックデイの対策◆◆

食事に関しては，摂取量低下により脱水やケトーシスを起こしやすくなるため，可能なかぎり糖質と水分を摂取するようにします．

具体的には，水分は1日に1～2l摂取するようにし，麺類，おかゆ，くだもの，アイスクリーム，スポーツ飲料，スープなど口当たりのよいもの，消化のよいものを摂取するように指導します．脂肪酸分解や蛋白異化の防止のために，糖質は1日に100～150g以上の摂取が必要です．発熱および消化器症状が強く，食事摂取が困難な状態が改善しない場合には医療機関を受診させます．

◆◆シックデイ時の薬物療法◆◆

今回は，薬物療法のなかでも主にインクレチン関連薬のシックデイ時の対処について述べます．

1）DPP-4阻害薬

DPP-4阻害薬のシックデイ時の投与についてのエビデンスは確立していません．ですが，単独投与では低血糖をきたしにくいため，食事が摂取できるようであれば内服は継続し，食事がとれな

表 シックデイ時の糖尿病治療薬の用量 (文献4より改変)

血糖降下薬		食事量		
	一般名	2/3以上	1/2程度	1/3以下
DPP-4阻害薬	シタグリプチン ビルダグリプチン アログリプチン リナグリプチン テネリグリプチン アナグリプチン サキサグリプチン	通常量	中止	中止
GLP-1受容体作動薬	リラグルチド エキセナチド リキシセナチド	通常量	中止	中止
スルホニル尿素薬	グリベンクラミド グリクラジド グリメピリド	通常量	半量	中止
速効型インスリン分泌促進薬	ナテグリニド ミチグリニド レパグリニド	通常量	半量	中止
α-グルコシダーゼ阻害薬	アカルボース ボグリボース ミグリトール	通常量 (消化器症状がある場合は中止)	中止	中止
ビグアナイド薬	メトホルミン ブホルミン	中止	中止	中止
チアゾリジン薬	ピオグリタゾン	通常量	中止	中止
SGLT2阻害薬	イプラグリフロジン ダパグリフロジン ルセオグリフロジン トホグリフロジン カナグリフロジン エンパグリフロジン	中止	中止	中止

いときは中止とします[3]．特に水分が摂取できない状況では，脱水から腎前性腎不全を起こす場合があります．このような腎機能悪化時には，通常量のシタグリプチンやビルダグリプチン，アログリプチン，アナグリプチン，サキサグリプチンを内服すると，排泄が遅延し血中濃度が上昇する恐れもあります．食事・水分の摂取が困難な場合には中止が望ましいと思われます．リナグリプチンやテネリグリプチンは腎機能と関係なく投与可能ですが，腎機能低下があり食事が摂取できなければ，まれではありますが低血糖が起こる可能性があります．そのため，やはり食事・水分がとれない状態では中止したほうがよいでしょう．

スルホニル尿素 (SU) 薬と併用している場合には，食事摂取量低下による低血糖に注意する必要があります．食事量に応じてSU薬を減量するだけでなく (摂取量が半分程度ではSU薬は半量，1/3以下ではSU薬中止) (表)，たとえ食事が摂取できていても低血糖が続くようであればDPP-4阻害薬の中止も考慮する必要があります．このようなときには自己判断せず，主治医に連絡し指示を受けるように指導します．また，ビグアナイド薬を併用している場合も脱水による腎機能障害により乳酸アシドーシスの危険があるため，シックデイのあいだは速やかに中止します．

DPP-4阻害薬の配合薬としてはアログリプチンとピオグリタゾンの合剤が市販されていますが，

通常量の食事がとれていれば継続可能ですが，摂取量が1/2以下となる場合は中止します．ビルダグリプチンとメトホルミンの合剤，アログリプチンとメトホルミンの合剤は速やかに中止します．また，SGLT2阻害薬はシックデイの際は脱水になりやすく，正常血糖糖尿病性ケトアシドーシスを起こすこともあり，テネリグリプチンとカナグリフロジンの合剤は中止します．

2）GLP-1受容体作動薬

GLP-1受容体作動薬も単独投与では低血糖のリスクが低いため，食事が摂取できるようであれば継続します．ただし，GLP-1受容体作動薬の最も多い副作用は消化器症状（下痢・便秘・悪心）ですので，消化器症状がある場合にはさらに病状を悪化させる可能性があるため早めに中止します．この際，GLP-1受容体作動薬については血糖自己測定が保険適応となっていることから，頻回に血糖測定を行うようにします．特に，GLP-1受容体作動薬単独のみで治療を行っていた場合，中止により著しい高血糖を起こす危険性が高くなります．血糖上昇が続くようであれば早急にインスリンなどほかの治療への変更を考慮する必要があり，医療機関を受診するようあらかじめ指導しておきます．

エキセナチドは透析を含む重度腎機能障害の患者では禁忌です．悪心・嘔吐・下痢など，脱水状態の患者から腎不全も報告されていることから，腎機能悪化の可能性のある患者においては早めに中止を指示する必要があります．

シックデイ時のインクレチン関連薬の使用に関しては，安全性などのエビデンスは確立されておらず，今後も臨床での検討が必要と思われます．基本的には低血糖のリスクが少なく食事がとれていれば継続可能ですが，消化器症状が強いため中止した場合には慎重に血糖の経過をみる必要があります．シックデイ時は対応を誤ると重篤化するため，半日～1日の経過で改善がみられなかったり症状が悪化したりする場合，あるいは食事・水分摂取困難が続くようであれば早めに受診したほうが望ましく，このような場合を想定してあらかじめ患者や家族に教育しておくことが重要です．

（細葉美穂子）

文　献

1) Hotamisligil, G. S., Shargill, N. S. et al. : Adipose expression of tumor necrosis factor-alpha : direct role in obesity-linked insulin resistance. *Science*, 259 : 87～91, 1993.
2) Besedovsky, H., del Rey, A. et al. : Immunoregulatory feedback between interleukin-1 and glucocorticoid hormones. *Science*, 233 : 652～654, 1986.
3) 日本糖尿病学会編：シックデイの病態と対処法．糖尿病専門医研修ガイドブック．改定第5版，2012，pp.298～301．
4) 熊野真美：もう迷わない！　シックデイ時やることチェックシート．糖尿病ケア，7：866～872, 2010.

19 外来インスリン導入パスについて，実例を含めて教えてください

　糖尿病治療の目標は，血糖・血圧・脂質・体重の良好なコントロールを維持することにより，細小血管症や動脈硬化性疾患の発症・進展を予防し，健康な人と変わらない生涯をおくれるようにすることです[1]．現在，7 種の作用機序の異なる経口糖尿病治療薬があり，以前に比べれば，経口薬による治療効果は高くなっています．

　しかし，経口薬治療ではコントロール不十分なケースも少なからずあります．当院においても，3 カ月以上薬物治療を受けている 1,510 人の患者のうち，HbA1c が 6.2% 以下の者は 156 人，6.9% 未満の者は 563 人に過ぎませんでした．DAWN JAPAN study では，医師が自分自身に対してインスリン治療を開始する HbA1c は 8.1%，患者に勧めるのは 8.7%，しかし実際に勧めたのは 9.6% という結果になっています[2]．インスリン導入の遅れがコントロール不十分な例が多い理由のひとつと考えられます．

　以前は，インスリン導入は入院下で行うことが普通でしたが，注射デバイスの進歩により外来でもインスリン導入を安全に行うことが可能になっています．また，経済事情の悪化などにより入院できない人も多く，当院ではインスリン導入のみを目的に入院することはなくなっています．

◆◆当院での外来インスリン導入方法◆◆

　当院では，外来インスリン導入パスを用いて，導入を行っています（図 1，2）．症例を呈示し，当院の方法を説明します．

　症例：63 歳，女性，事務職，159 cm，51 kg．3 年前から血糖上昇を指摘されていたが放置．口渇感が強くなったために受診．随時血糖 324 mg/d*l*，HbA1c 10.3%．入院には同意しないものの，自覚症状が強いためインスリン導入には抵抗なし．超速効型インスリン注射を各食前 2 単位として導入指導を行い，当日の夕食時から注射は実施可能．1 週間後の再来では，空打ちなどに問題があったため看護師が再指導．このとき，はじめて低血糖について説明．2 週間後，注射手技に問題がないことを確認．低血糖症状がないことを確認し，インスリン量は各食前 4 単位に増量．また，血糖自己測定を導入．4 週間後，HbA1c 9.0%，GA 24.3%，口渇感は消失．空腹時血糖が 160 mg/d*l* 以上のことが多いため，眠前に持効型溶解インスリンを導入．8 週間後，注射手技確認も問題なし．

　本症例は，著明な高血糖状態のためインスリン導入となりました．まず，担当医が患者にインスリン治療が必要なことを説明し同意を得ます．患者は，インスリン治療を始めると一生涯，注射を

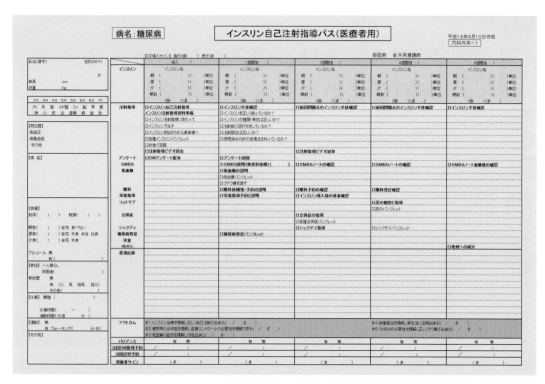

図1 インスリン自己注射指導パス

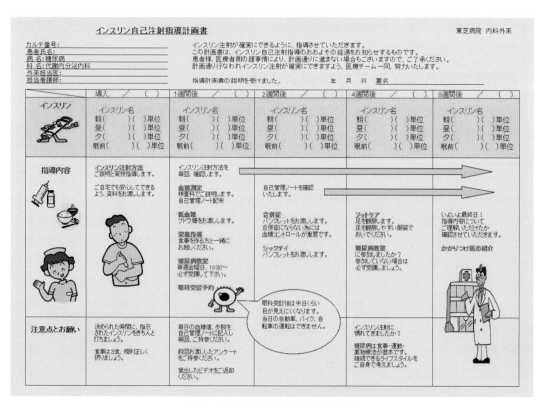

図2 インスリン自己注射指導計画書

続けなければならないと思いがちです．これには，インスリン治療を行った後，インスリン治療を中止できた例の経過表を用意しておき，導入対象患者に似た例（経口薬無効例，著しい高血糖例，妊娠糖尿病など）を示すことで不安を除いています．本例では昼食前のインスリン注射が可能であったため，各食前注射としました．注射手技の指導は看護師が行います．看護師は手技指導の前に，インスリンと血糖の関係，インスリン治療が必要になった理由をあらためて患者に説明します．手技指導は日本糖尿病協会や各製薬会社のパンフレットにそって行います．

当院の指導方法の特徴としては，以下のような工夫が挙げられます．

①導入後，原則的に1，2，4，8週の各時点で受診してもらう点です．受診のたびに，注射トラブルの有無，注射手技の確認，注射部位の観察，糖尿病全般についての教育を行います．頻回の来院を嫌がる患者もいますが，「入院しなくてよいのだから」と説明すると納得してもらえます．

②低血糖の説明は導入時には行わず，2回目以降の受診時に行います．低血糖について触れると患者がインスリン注射に対して恐怖感を抱き，導入の妨げになる場合があるからです．導入時のインスリンは低血糖を起こす可能性が低い量から始めます．当院では，インスリンは院外処方していますが，当院近辺の薬局にはあらかじめ当院の方針を周知し，低血糖についての話をすることなしにインスリンを処方することで誤解が生じないようにしています．

③針を体に刺す行為は，経験のない患者にとっては大きなストレスになります．当院では，導入時に必ず実際に針を体に刺してもらいます．カートリッジ製剤用の注射器に注射針を装着して体に刺し，痛みがほとんどないことを実感してもらいます．こうすることで，帰宅後ひとりではじめて注射をするときでも，ためらいなく注射を行えるようになるのです．

④当院では，インスリン注射を行っている患者には原則，血糖自己測定も行ってもらいます．血糖測定は痛みを伴うので，インスリン注射が確実になってから導入します．

おわりに

インスリン自己注射は，医療者が想像する以上に一般の人々にとっては負荷になります．うまくいかなくても焦らず，ゆっくり進めてください．インスリンの用量や種類の変更・追加，血糖自己測定の導入などはすべて，患者と直接応対する看護師の評価に基づいて判断しています．インスリン導入の経験が豊富な看護師の存在は，大きな力となります．

（田口　圓）

文献

1) 日本糖尿病学会編：糖尿病治療ガイド 2012-2013．文光堂，2012．
2) DAWN JAPAN study
   http://www.dawnstudy.jp

薬剤

20 高齢者の内服薬管理のための工夫について教えてください

　一般に5～6種類以上の薬剤を服用している状況は多剤併用とされ，転倒や有害事象の発生頻度が高まるとの報告[1,2]もあります．近年はポリファーマシーと呼ばれて注目されており，高齢者ではポリファーマシーになりやすいことから患者個々に応じた配慮や工夫が必要です[3]．

　高齢な糖尿病患者さんを取り巻く問題は多岐にわたっています．日本老年医学会からは，高齢者のアドヒアランス低下の要因（表1）と，服薬アドヒアランスを上げるための工夫（表2）について提示[4]されています．これらを参照しつつ高齢者の服薬管理について評価・対応し，継続的な自己管理ができるよう支援していくことは，今後糖尿病患者のさらなる高齢化時代を迎えるにあたって，より重要になります．以下に，主な工夫に対する課題や問題点を挙げます．

表1　高齢者の服薬アドヒアランス低下の要因（文献4より）

①疾患関連
　慢性疾患が多い
　多疾患に罹患している
②患者関連
　認知機能の低下 ┬ 作用の理解不足
　　　　　　　　├ 用法の理解不足
　　　　　　　　├ 飲み忘れ
　　　　　　　　└ 薬の管理能力低下
　視力低下…薬袋文面の判読困難
　聴力低下…説明に対する理解不足
　ADLの低下…服薬に関する能力低下
　病識の欠如
　副作用の経験
　医療関係者への不信
　自己判断
③処方・服薬方法関連
　服用錠数が多い
　併用薬が多い
　服用回数が多い
　服用方法が複雑
　剤形が不適切
　治療期間が長期
　薬剤や用法の変更
④医療スタッフ関連
　認知機能の評価不足
　薬剤・用法の説明不足
　家族への説明不足
　医師・薬剤師間の連携不足

表2　服薬アドヒアランスを上げるための工夫（文献4より）

・薬剤数の削減
・服薬方法の単純化
・薬効・用法の教育
・認知機能の評価
・身体機能評価
・副作用に対する説明・対策
・剤形の工夫
・長期投与を避ける
・内服状況のチェック
・一包化調剤
・ピルケース（ボックス）の利用
・服薬管理者の選定
・薬剤師との密な連携

◆◆認知機能の障害への工夫◆◆

　高齢者では，認知機能障害を合併する率が高いことと，糖尿病性血管障害が認知機能に影響を及ぼしうる点が問題となります．認知機能が低下していると，服薬の自己管理に必要な理解力やモチベーションなどの低下が問題となってきます．したがって，認知機能の評価を行い，自己管理が困難な症例ではキーパーソンとなる人物に服薬指導することが欠かせません．

　また，処方自体をシンプルにする工夫も必要でしょう．毎食直前の服薬と毎食後の服薬を組み合わせて管理することは，高齢者でなくともストレスになりえます．服用回数が少なくて済むのであれば，管理する側のメリットも大きいでしょう．

　一般に，併用薬剤が多い高齢者に対する調剤上の工夫としては一包化調剤が挙げられます．しかし，糖尿病の内服治療をしている高齢者においては必ずしも勧められるものではありません．なぜならシックデイの際に適切な対処が可能な身体機能・認知機能・環境下でないこともあるからです．高齢者では，視力や手指の機能が低下している場合，一包化された複数の白い錠剤のなかから，休薬すべき経口血糖降下薬を見つけ出して取り除くことは至難の業と言わざるを得ません．

　一包化に準じた服薬管理の支援ツールとして，1日ごとおよび1週間ごとのピルケース（ボックス）の活用も挙げられます．それでもシックデイ対策として，病状に合わせてどの薬剤を休薬するか目で見てわかるような写真や大きな文字で表記した説明書などを用いて患者や服薬管理者に教育する配慮が必要でしょう．

◆◆低血糖対策における工夫◆◆

　低血糖の代表的な症状として，「冷や汗，動悸，手のふるえ，ふらつき，ボーッとした感じ，あくびが出る，空腹時のイライラ」などがありますが，高齢者ではこのような症状に気づきにくくなっていることが指摘されています．低血糖の発症回数が多くなると認知症や心筋虚血などの発症リスクが高くなるとの報告[5, 6]もあります．

　気づきにくい方に気づいてもらうのは，難しい問題です．低血糖の発現しやすい時間帯や症状について，患者本人にわかりやすいような説明に努めるのは当然のことです．また，本人が初期症状に気づけなくても周囲にいる方々が気づける体制を築いておくことも重要です．パートナーやキーパーソンに対して説明文書やチェックシートなどを活用し繰り返し根気強く話して，患者の症状に対して「あれっ？」「もしかして？」と思ってもらえることが大切です．ポイントは，患者自身が意欲をもてるように働きかけ，患者の周囲の人々にも参加してもらえるようなかかわりをわたしたちがあきらめないことかもしれません．

　もちろん治療上の必要性を満たすのであれば低血糖が起きにくいDPP-4阻害薬やビグアナイド系薬剤を選択するという処方の工夫について協議が必要な場面もあるかもしれません．もっともビグアナイド系薬剤は，高齢者の腎機能低下に十分な配慮が必要なことは言うまでもありません．

◆◆高齢者の問題点の情報を共有する工夫◆◆

　たしかに高齢者は年齢とともになんらかの程度や範囲で身体機能が低下しますが，きわめて個人差が大きい点を理解することも重要です．一人ひとりに合わせた療養プランの立案が，高齢患者の

自己管理支援には欠かせません．

　認知機能，服薬意欲などに加えて，視力・手指などの身体的機能，また糖尿病の治療に欠かせない食事の嗜好や量，運動機能と運動量，筋肉量の低下，薬剤選択にかかわる腎機能や肝機能，消化管機能の状態などを客観的にスコア化して医師・薬剤師・看護師・栄養士等のスタッフ間で共有できるようなツールも必要です．

〈藤井博之〉

文　献

1) Kojima, T., Akishita, M. et al. : High risk of adverse drug reactions in elderly patients taking six or more drugs: analysis of inpatient database. *Geriatr Gerontol Int*, **12** : 761〜762, 2012.
2) Kojima, T., Akishita, M. et al. : Polypharmacy as a risk for fall occurrence in geriatric outpatients. *Geriatr Gerontol Int*, **12** : 425〜430, 2012.
3) 日本老年医学会編：高齢者の安全な薬物療法ガイドライン2015．メジカルビュー社，2015, pp17〜20.
4) 日本老年医学会編：老年医学テキスト．改訂第3版，メジカルビュー社，2008, pp195〜197.
5) Whitmer, R. A., Karter, A. J. et al. : Hypoglycemic episodes and risk of dementia in older patients with type 2 diabetes mellitus. *JAMA*, **301** : 1565〜1572, 2009.
6) Desouza, C., Salazar, H. et al. : Association of hypoglycemia and cardiac ischemia : a study based on continuous monitoring. *Diabetes Care*, **26** : 1485〜1489, 2003.

21 それぞれの経口血糖降下薬とアルコール摂取との関係について，患者さんへの説明のしかたを含めて教えてください

糖尿病患者におけるアルコール摂取に関してはさまざまな意見がありますが，一般にその弊害として表1のような問題が挙げられています．そのため禁酒が望ましいですが，一定の条件下であれば飲酒も可能です（表2）．

以上をふまえて，アルコール摂取に関する患者指導のポイントをまとめますと表3のようになります．

表1 糖尿病患者におけるアルコール摂取の害 （文献1より）

1. 食事療法がおろそかになる→血糖コントロールの乱れ
2. トリグリセリド（TG）の増加，肥満や脂質異常症（特に高TG血症）をもたらす
3. インスリン作用の低下，インスリン分泌の抑制
4. アルコール性低血糖→酩酊と間違われやすい
5. 肝障害，膵疾患
6. 高尿酸血症（痛風）
7. アルコール依存症

表2 アルコール摂取が許容される条件 （文献1より）

1. 血糖コントロールが長期にわたって良好
2. 糖尿病合併症がないか，あっても軽度である
3. 肥満や脂質異常症（特に高TG血症，高尿酸血症（痛風））がない
4. 肝疾患，膵疾患がない
5. 自制心がある

表3 アルコール摂取に関する患者指導のポイント （文献1より）

1. 飲酒が糖尿病治療上，好ましくない結果をもたらす場合は禁止する
2. 主治医が認める場合，1～2単位の範囲（指示エネルギーの約10%以内）の飲用を許可してもよい
3. 毎日の摂取は脂肪肝や肝障害の原因ともなるので，最低週2回は飲まない日を設ける
4. 「食品交換表」の「表1（穀類，いも，炭水化物の多い野菜と種実，大豆を除く豆）」との交換はできない
5. 飲酒に伴う食事（つまみ）のとりかたを指導する

◆◆経口血糖降下薬内服中のアルコール摂取の注意点◆◆

アルコールは肝臓でブドウ糖の代謝を変化させ、糖新生を抑制し、血糖低下作用を有します。そのため、経口血糖降下薬内服治療中にアルコールを大量摂取すると血糖降下作用が増強され、低血糖が発現する可能性が増大するため危険です。スルホニル尿素（SU）薬、速効型インスリン分泌促進薬、チアゾリジン薬、DPP-4阻害薬、SGLT2阻害薬は添付文書上、過度のアルコール摂取者は慎重投与となっています。ビグアナイド（BG）薬の添付文書では禁忌となっており、これは過度のアルコール摂取者は肝臓における乳酸の代謝が低下するためです。α-グルコシダーゼ阻害薬（GI）の添付文書には、アルコールに関する記載は特にありません（表4）[1,2]。

アルコール飲料と経口血糖降下薬との関係については、「科学的根拠に基づく糖尿病診療ガイドライン2013（日本糖尿病学会編）」[3]にも、「アルコールの摂取に関しては合併症のない例や肝疾患などを有しない血糖コントロールのよい例では必ずしも禁止する必要はない。ただしスルホニル尿素薬を内服する例では低血糖を引き起こすリスクがあるばかりでなく、アルコールを多飲する例

表4　経口血糖降下薬（文献1, 2より）

	一般名	薬品名	剤型（mg）	用量（mg/日）	作用時間	排泄	添付文書中のアルコールの記載 禁忌	慎重投与
スルホニル尿素（SU）薬（主なもの）	アセトヘキサミド	ジメリン	250・500	250～500（1000）	10～16	腎		○
	グリクラジド	グリミクロン グリミクロンHA	20・40	40～120（160）	6～24	肝・腎		○
	グリベンクラミド	オイグルコン ダオニール	1.25・2.5	1.25～7.5（10）	12～24	肝・腎		○
	グリメピリド	アマリール アマリールOD	0.5・1・3	0.5～4（6）	6～12	肝・腎		○
速効型インスリン分泌促進薬	ナテグリニド	スターシス ファスティック	30・90	90～270（360）	3	肝・腎		○
	ミチグリニド	グルファスト グルファストOD	5・10	15～30（60）	3	肝・腎		
	レパグリニド	シュアポスト	0.25・0.5	0.75～1.5（3）	4	胆汁		○
α-グルコシダーゼ阻害（GI）薬	アカルボース	グルコバイ グルコバイOD	50・100	150～300	2～3	大腸		
	ボグリボース	ベイスン ベイスンOD	0.2・0.3	0.6～0.9	2～3	大腸		
	ミグリトール	セイブル セイブルOD	25・50・75	150～225	1～3	腎		
ビグアナイド（BG）薬	メトホルミン	グリコラン	250	250～750	6～14	腎	○	
		メトグルコ	250	500～1500（2250）	6～14	腎	○	
	ブホルミン	ジベトス	50	50～150	6～14	腎	○	
チアゾリジン薬	ピオグリタゾン	アクトス アクトスOD	15・30	15～30（45）	20	肝		○
DPP-4阻害薬	シタグリプチン	グラクティブ ジャヌビア	25・50・100	25～100	24	腎		○
	ビルダグリプチン	エクア	50	50～100	12～24	腎		○
	アログリプチン	ネシーナ	6.25・12.5・25	6.25～25	24	腎		○
	リナグリプチン	トラゼンタ	5	5	24	胆汁		○
	テネリグリプチン	テネリア	20	20～40	24	腎・肝		○
	アナグリプチン	スイニー	100	200～400	12～24	腎		○
	サキサグリプチン	オングリザ	2.5・5	2.5～5	24	腎・肝		○

（次頁へつづく）

表4 つづき

	一般名	薬品名	剤型（mg）	用量（mg/日）	作用時間	排泄	添付文書中のアルコールの記載 禁忌	添付文書中のアルコールの記載 慎重投与
DPP-4阻害薬（週1回製剤）	トレラグリプチン	ザファテック	50・100	100 mg/週		腎		○
	オマリグリプチン	マリゼブ	12.5・25	25 mg/週		腎		○
SGLT2阻害薬	イプラグリフロジン	スーグラ	25・50	50〜100	24	腎		○
	ダパグリフロジン	フォシーガ	5・10	5〜10	24	腎		○
	ルセオグリフロジン	ルセフィ	2.5・5	2.5〜5	24	腎		○
	トホグリフロジン	アプルウェイ デベルザ	20	20	24	腎		○
	カナグリフロジン	カナグル	100	100	24	腎		○
	エンパグリフロジン	ジャディアンス	10・25	10〜25	24	腎		○
配合剤	ピオグリタゾン／メトホルミン	メタクト配合錠	LD（15/500） HD（30/500）	15〜30/500			○	
	ピオグリタゾン／グリメピリド	ソニアス配合錠	LD（15/1） HD（30/3）	15/1〜30/3				
	ピオグリタゾン／アログリプチン	リオベル配合錠	LD（15/25） HD（30/25）	15〜30/25				
	ミチグリニド／ボグリボース	グルベス配合錠	10/0.2	30/0.6				
	ビルダグリプチン／メトホルミン	エクメット配合錠	LD（50/250） HD（50/500）	100/500〜1000			○	
	アログリプチン／メトホルミン	イニシンク配合錠	25/500	25/500				
	シタグリプチン／イプラグリフロジン	スージャヌ配合錠	50/50	50/50				○

・スージャヌ配合錠→2018.3.23製造販売承認取得（2018.4.18現在，薬価未収載です．）

（文献1，2を参考に薬剤添付文書および医薬品インタビューフォームより著者作成）

では糖尿病の治療に悪影響を及ぼすので，飲酒量を自分で制限できない例では禁止することが望ましい」と記述されています．

以上のような注意点がありますので患者さんへは，①アルコール摂取は糖尿病の治療や合併症の予防上いろいろな面で悪影響があること，②経口血糖降下薬を服用している場合はアルコールの大量摂取により血糖降下作用が増強されて低血糖が発現する可能性があること，以上を十分にご説明ください．

また実際の指導にあたっては，製薬会社から発行されている薬の指導せんにも，経口血糖降下薬治療中におけるアルコール摂取時の注意が記載されていますので，それを指導ツールとして活用するのもひとつの方法です．

（軍司剛宏）

文献

1) 日本糖尿病療養指導士認定機構編：糖尿病療養指導ガイドブック2017―糖尿病療養指導士の学習目標と課題．メディカルレビュー社，2017．
2) 日本糖尿病療養指導士認定機構編：糖尿病療養指導ガイドブック2013―糖尿病療養指導士の学習目標と課題．メディカルレビュー社，2013．
3) 日本糖尿病学会編：科学的根拠に基づく糖尿病診療ガイドライン2013．南江堂，2013．

22 インスリン デグルデクへの切り替えのポイントについて教えてください

45年前に糖尿病の治療をしていたわたしたちの時代には，インスリンの種類は速効型インスリンと中間型インスリンの2種類しかありませんでした．中間型インスリンの1回法から2回法に進化し，その後速効型インスリンと中間型インスリンを混合し，1日2回注射をするようになったときの効果には驚かされました．さらには速効型インスリン3回と中間型インスリンを就寝前に注射する時代になりました．しかし中間型インスリンによる深夜の低血糖はひどく，「意識喪失」「けいれん」「狂暴になる」などの症状に家族も悩まされたものです．最近の若い糖尿病専門医には想像できないかもしれません．

ですから，速効型インスリンを使ったCSII（持続皮下インスリン注入療法）によって糖尿病，特に1型糖尿病の治療は完璧になったと思われました．しかし，暁現象に悩まされ，目覚まし時計を使って午前5時に起きてもらって基礎分泌を変更したりしたのも30年ほど前でした．また，そのCSIIを腹腔内から投与する装置が，ワシントンDCで開かれたIDFで発表され，インスリンが門脈から肝臓に投与できることは画期的だと思われましたが，その後現在に至るまでその装置に関する発表はありませんでした．

以上のように糖尿病専門医たちはインスリン治療と闘ってきたのです．

◆◆1型糖尿病の治療に革命が起こった？ ―インスリン グラルギンの登場―◆◆

持効型溶解インスリンであるインスリン グラルギンが登場してから，超速効型インスリンと相まって強化インスリン療法の効果は画期的でした．夜間の低血糖もきわめて少なくなり，特に重症なものは激減しました．その後インスリン デテミルが登場しましたが，持効型溶解インスリンは効果にむらがあるため，就寝前の血糖値は同じでも深夜に低血糖を起こす日もあれば起こさない日もあり，その不安定性は克服できませんでした．1日2回投与すると少しはその欠点が補われましたが，完全ではありませんでした．

◆◆「糖尿病ではなくなったみたい」と言わせるインスリン デグルデクの登場◆◆

インスリン デグルデクは半減期が24時間ほどあります．図1に示すように，初日は10単位注射すると皮下には10単位存在しますが血中には5単位しか移行していません．ですから安定して効果が出てくるのに約3〜10日の日数を要するのが普通です．初期はすぐに増量するなど焦らないことが大切です．一度安定すると，いままでの持効型溶解インスリンに比べて効果が安定し

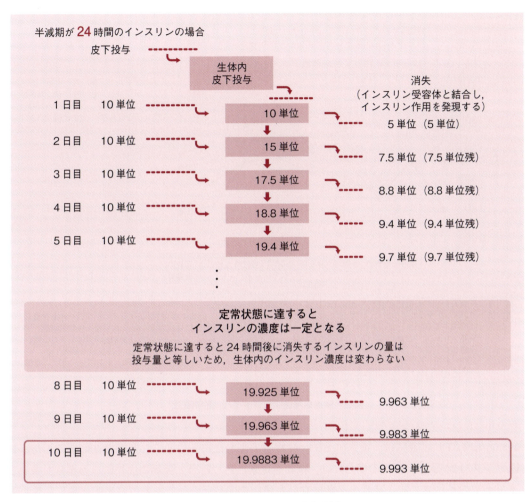

図1 生体内における定常状態
（当院の調 進一郎医師による）

ているのが特徴で，夜間の思いがけない低血糖がきわめて少なくなります．そのうえ十分に安定して効いてくると，インスリン デグルデグの場合には従来の持効型溶解インスリンと比べて10%程度増量した効果を感じる状態になります．それでもインスリン デグルデクを減量しないのが良好なコントロールのコツです．その代わり，追加インスリンを各食前ともそれぞれ10%ほど減量する必要があるでしょう．追加インスリンを減量しても一定の時期（必ずしも早朝空腹時とは限らない）に低血糖が起こるようであれば，インスリン デグルデクを減量してみます．

以上の特徴を考えて従来の持効型溶解インスリンから変更するときに原則とすべき要点をまとめると，以下のようになります．①従来の持効型溶解インスリンが2回法の場合は，その合計単位の80%から始めるのが安全（ただし初期は効果が悪い），②従来の持効型溶解インスリンが1日1回法の場合は，単位数を90%に減量するのがよい，③効果が安定してきたら，追加インスリンを各食前ともそれぞれ約10%減量する．

次に，9点血糖値プロファイル（**図2**）をご覧ください．寝る前の血糖が低い（たとえば

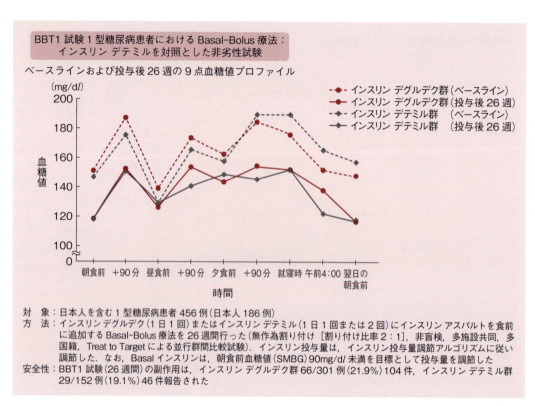

図2 9点血糖値プロファイル（SMBG）

140 mg/d*l* 以下）ときには，従来は 80 kcal 程度の炭水化物を中心にした補食が必要でした．しかしインスリン デグルデグの場合には，補食を従来どおり行うと翌朝高血糖になる場合が多いことを知っておくべきです．補食の必要はないと思いますが，心配であれば従来の半量にしましょう．

　一方寝る前の血糖が高いとき（たとえば 250～300 mg/d*l* 以上），いままでは 1～2 単位の超速効型インスリンを追加する必要がありましたが，インスリン デグルデクの場合は超速効型インスリンを追加すると夜中に低血糖を起こす場合がよくみられます．何もしなくても早朝空腹時血糖はそれほど高くないことが一般的ですが，心配であれば従来の半量（0.5～1 単位）の追加に留めるようにしたほうがよいと思います．寝る前の血糖とそれに対応するコツをつかむことが，インスリン デグルデクに慣れるひとつのポイントといえるでしょう．

おわりに

　これでインスリン療法は完成したかのように思われますが，また次々と新しいインスリンが開発されてくるでしょう．生理的にはインスリンの投与経路が門脈から始まるのが一番適していますし，食後にその摂取量を確認してから注射できるインスリンがあればなお便利です．そうした要望に新しいインスリン製剤が応える時代が来るのかもしれません．

（平尾紘一）

薬剤

23 外来インスリン導入の際の指導のポイントについて教えてください

糖尿病患者さんにとってインスリン注射をするということは治療の大きな転換期です．注射手技に習熟するだけでなく，新しい治療を始めることで血糖のコントロールが大きく変わります．その転換期に必要な支援は何かを考えながら指導を行い，患者さんが糖尿病治療やインスリン導入をどのように捉えているか確認をしていく必要があります．

導入前の情報収集，アセスメント，患者さんとの信頼関係を構築しながら支援することがインスリン治療の継続につながるために重要です．

◆◆インスリン導入パスの流れ◆◆

当院では，外来インスリン導入パスを用いています．導入当日，導入後1・2・4・8週間の，計5回の受診を原則とします．外来導入では安全にインスリン療法を行ってもらうために受診回数が多くなることを承諾してもらいます．

8週間の日程で注射手技に加え糖尿病教育やフットケアも行います．

◆◆インスリン導入時の情報収集◆◆

患者さんのインスリン治療に対する思いや導入に至るまでの経過や背景を確認します．治療に対する拒否感や抵抗感などで受け入れ状況が悪ければ，インスリンと血糖の関係，なぜ必要になったかをあらためて説明します．必要性が理解されれば打ち忘れや中断に至る例が少なくなります．

インスリン治療の同意が得られたら，起床から就寝までのライフスタイルの情報収集を行います．具体的には食習慣（食事時間・内容・場所・調理者・嗜好品）運動習慣，仕事の有無（仕事内容・勤務時間・通勤時間），生活状況，経済状況，家族の理解と協力の情報を収集します．この情報収集が指導の大きなポイントになります．

◆◆手技の説明◆◆

1）準備

指示されたデバイスと針，アルコール綿，人工皮膚，痛み体験のカートリッジ・タイプのデバイスと各社のパンフレットを用意します．

2）詳細な時間の設定

たとえば「眠前注射」の指示も，患者の生活に合わせて具体的に何時に打つかを決めます．導入するインスリンの作用時間と現在の血糖値の状況に合う効果について説明したうえで注射の時間を設定します．

3）デバイスの選択

注入器を持ち歩く人は，かさばらず重くない注入器を選択するとよいでしょう．一見注射器に見えない高級感のある注入器を選択する人もいます．

高齢者や認知症で家族が支援するケースも増えています．サポートする人の負担を軽減できる選択も必要です．経済的負担から詰め替え式のカートリッジ・タイプを選択する人もいます．

また，高齢者や障害者にはペン型ではなくイノレットタイプや補助具（トマレット・カタレット）や拡大鏡を勧める必要もあります．

4）操作の説明

操作が覚えられるか？ 単位の表示数字が見えるか？ ダイアルを回せるか？ 針の着脱が可能か？ などを確認しながら説明していきます．パンフレットに添って説明しますが，1度だけですべて覚えなくても心配ないことを繰り返し伝えます．

混合製剤は撹拌が必要になります．「振って混ぜてください」という説明だけではなく，薬剤本体に入っている球が移動する様子を一緒に確認してもらうと撹拌の印象が強く残ります．

注入ボタンを押す時間はさまざまな説がありますが，「10秒ルール」で統一して指導をしています．注射部位も腹部に統一しています．腹部のローテーション表を示すことで硬結を避けられます．

針をからだに刺す行為は，経験のない患者にとっては大きなストレスになります．指導時に，実際に針をからだに刺して痛みがほとんどないことを体験してもらいます．そうすることで帰宅後に不安なく注射ができています．インスリンの保管方法と針の廃棄方法についても忘れずに説明します．

5）血糖自己測定はいつ開始するのか？

導入日は手技説明のみで血糖自己測定の説明はしません．インスリン治療を確実かつ安全に行ってもらうことが導入時の目的であるためです．

6）その他

糖尿病治療は食事療法が基本です．生活改善のチャンスと捉え，情報収集で食事に問題があった場合は食事療法のアドバイスも行います．患者がいつでも相談できるように，内科外来，指導者の氏名，内線番号も教え，打てなかったら無理しないで中止していいことも伝えます．

◆◆導入1週間後◆◆

1）手技の確認

安全に不安なくインスリン注射ができているか手技を確認します．不安なことや困ったことがあれば，その場で解決ができるように支援します．また，家族や職場の反応を聞くこともインスリン療法が継続できるかのキーポイントになります．腹部の注射部位を指で触れると，インスリンアレルギーの有無，針痕，皮下出血などで確実に打たれているか確認できます．

2）低血糖の説明

低血糖の説明は2回目以降に行います．導入時に低血糖の説明をすると患者がインスリン注射に恐怖心を抱き，導入の妨げになる場合があるからです．

導入時のインスリンは低血糖の可能性が低い量で，覚えやすいシンプルな単位を設定していま

表 外来インスリン導入のポイント

1. インスリン治療に対する思いや導入に至るまでの経過や背景を確認する
2. ライフスタイルの情報収集により注射時間を設定する
3. 低血糖を起こさず覚えやすい単位からの導入
4. 痛み体験をしてから帰宅
5. 低血糖指導と血糖自己測定はインスリン手技が確実になってから
6. インスリン注射部位を触って確認
7. 導入指導は1度の説明で終了ではなく，その後も継続が必要
8. インスリン導入は糖尿病療養指導のチャンス

す．低血糖に関するパンフレットで説明し，ブドウ糖を渡します．

3）血糖自己測定

注射手技に問題がなければ血糖自己測定の指導を行います．当院では，血糖自己測定の指導や機器の管理は臨床検査部が分業しているため，看護師は糖尿病教育やフットケアに時間を取ることができます．

看護師自らが血糖自己測定の指導を行う際には，導入1週後以降に時間をとるのもよいでしょう．

◆◆ 導入2・4・8週間後 ◆◆

受診のたびに，注射トラブルの有無，注射手技の確認，糖尿病全般についての教育を行います．血糖自己管理ノートで治療効果を患者さんと一緒に確認します．血糖の状態から患者の生活状況がわかり，食生活の改善につながります．

予防的フットケアを行います．足トラブルがあった場合は循環器内科，皮膚科，整形外科などに総合的にコンサルトします．患者には「足をはじめて診てもらった」と喜ばれています．

8週間でインスリン導入パスは終了です．合併症を防ぐためには良好な血糖コントロールが必要であり，食事療法・運動療法が基本であることを再度説明し，今後もインスリン療法が必要であり，いつでも支援することを伝え，次回3カ月後の療養指導の予約を取ります．

おわりに

インスリン導入指導は1度説明をしたら終了ではなく，その後もインスリン注射が継続できているか確認する必要があります．注射を受け入れているのか，注射が患者の人生にどのような影響を及ぼすのかなどについても考える必要があります．

当院はパスでインスリン導入を行っているため院内統一ルールで指導しています．しかし，ときに患者に合わせてオリジナルの手順に変更したり患者の手順を尊重して指導することはインスリン療法を継続させるためには必要です．

表に，外来インスリン導入のポイントをまとめました．参考にしていただければ幸いです．

（大島すみよ）

24 GLP-1受容体作動薬のインスリンとの併用の要点について教えてください

薬剤

食事応答性に消化管から分泌され，膵β細胞のインスリン分泌を血糖依存的に促進するインクレチンのひとつ Glucagon-like peptide-1（GLP-1）は，2型糖尿病の新たな治療標的として注目されてきました[1]．GLP-1 はインスリン分泌を促進するだけでなく，グルカゴン抑制や胃排出遅延を介して血糖改善作用を発揮するとともに，中枢に作用して食欲抑制作用を有します．このような GLP-1 の作用を応用した2型糖尿病治療薬のひとつが，GLP-1 受容体作動薬です．現在，日本では5種類の GLP-1 受容体作動薬（ビクトーザ®；1日1回注射，バイエッタ®；1日2回注射，ビデュリオン®；週1回注射，リキスミア®；1日1回注射，トルリシティ®；週1回注射，オゼンピック®；週1回注射）が承認を受けており，現在，経口投与可能な GLP-1 受容体作動薬も開発中です．

国内外の臨床試験の結果やリアルワールドデータから GLP-1 受容体作動薬の十分な血糖改善作用と減量効果が示されています[2,3]．さらに，一部の GLP-1 受容体作動薬では心血管リスクの高い2型糖尿病患者において，心血管イベントや腎イベントを抑制することが報告され，なお一層関心が高まっています[4,5]．本稿では GLP-1 受容体作動薬とインスリンの併用療法について説明します．

◆◆インスリンと GLP-1 受容体作動薬の併用療法の意義◆◆

わが国に GLP-1 受容体作動薬が上市直後，インスリン治療を中止して GLP-1 受容体作動薬に切り替えた症例で，著しい高血糖や糖尿病ケトアシドーシスをきたした症例が複数報告されました[6]．これら症例のほとんどで，内因性インスリン分泌能が著しく低下しており，インスリン注射をしないと生命に危機が及ぶ状態（インスリン依存状態）でした．さらに，インスリン依存状態にない症例でも，内因性インスリン分泌能の低下した症例では，GLP-1 受容体作動薬が十分に血糖改善作用を発揮できないことも報告されています[7〜9]．このような背景から，内因性インスリン分泌能が一定以上に低下した症例において，インスリンと GLP-1 受容体作動薬の併用に期待が集まっています．さらに，インスリンと GLP-1 受容体作動薬の併用は，インスリンの課題を克服しうる点でも注目されています．すなわち，インスリンに GLP-1 受容体作動薬を追加することで，インスリンに関連する体重増加を抑制しうることに加え，インスリン注射回数を減らすことで患者の QOL 向上も期待できます[10]．実際，インスリンと GLP-1 受容体作動薬の併用療法が，低血糖リスクを上げることなく HbA1c を改善するとともに，減量効果を発揮することが国内外の臨床試験において示されています[10〜12]．

◆◆ 基礎インスリンと GLP-1 受容体作動薬の併用療法と内因性インスリン分泌能 ◆◆

　基礎インスリンと GLP-1 受容体作動薬の併用は，強化インスリン療法と比較して，血糖改善効果が同等にもかかわらず，低血糖リスクも低く，注射回数を大幅に減じることが可能なため，アドヒアランス不良な患者や高齢者まで幅広く適応があります．著者らは，GLP-1 受容体作動薬と基礎インスリンの併用が年齢や体重，罹病期間によらず，HbA1c を改善しうることを報告しています[13]．しかし，併用療法開始 1 年後に HbA1c 7.0％ 未満を達成しえた患者の特徴として，一定以上の内因性インスリン分泌能が残存する必要があることがわかりました．本検討では，内因性インスリン分泌能の指標として，空腹時の C-ペプチド・インデックス（CPI，100x 空腹時 C-ペプチド/空腹時血漿血糖値）を用いており，HbA1c 7.0％ 未満達成のカットオフ値として，1.10 を報告しています．単独療法，SU 薬併用療法におけるカットオフ値 1.86 と比較して，必要な内因性インスリン分泌能は低くなりますが[9]，CPI 1.10 未満では，追加インスリンを含めほかの糖尿病治療薬を併用するなどの工夫が必要となります．

おわりに

　GLP-1 受容体作動薬とインスリン，特に基礎インスリンの併用療法は，両薬剤の課題を補完し，低血糖や体重増加のリスクを高めることなく，血糖コントロールを改善しうる魅力的な治療戦略といえます．さらに，GLP-1 受容体作動薬について，大規模臨床試験から一定の安全性とともに，心血管イベントや腎イベントの抑制効果も明らかにされ，併用療法にも，なお一層関心が高まっています．しかし，糖尿病患者の 7 割が 65 歳以上である今日，GLP-1 受容体作動薬の食欲抑制効果が，サルコペニアやフレイルを助長する症例もありうるため適応を十分に考慮するとともに慎重に観察を続ける必要があります．また，GLP-1 受容体作動薬とインスリンの併用療法は，依然，高額であるとともに，注射薬であるということが QOL に与える影響も勘案して，患者の意向を確認して導入することも重要でしょう．

（岡村香織，矢部大介，桑田仁司，浜本芳之，黒瀬　健，清野　裕）

文　献

1) Seino, Y et al. : Glucose-dependent insulinotropic polypeptide and glucagon-like peptide-1 : Incretin actions beyond the pancreas. *J Diabet Invest*, **4** : 108〜130, 2013.
2) Aroda, VR et al. : Efficacy of GLP-1 receptor agonists and DPP-4 inhibitors : meta-analysis and systematic review. *Clin Ther*, **34**(6) : 1247〜1258, 2012.
3) Vilsbøll, T et al. : Effects of glucagon-like peptide-1 receptor agonists on weight loss : systematic review and meta-analyses of randomized controlled trials. *BMJ*, **344** : d7771, 2012.
4) Marso, S.P., Daniels, G.H. et al. : Liraglutide and Cardiovascular Outcomes in Type 2 Diabetes. *N Engl J Med*, **375** : 311〜322, 2016.
5) Marso, S.P., Bain, S.C. et al. : Semaglutide and Cardiovascular Outcomes in Patients with Type 2 Diabetes. *N Engl J Med*, **375** : 1834〜1844, 2016.
6) Usui, R et al. : Retrospective analysis of safety and efficacy of insulin-to-liraglutide switch in Japanese type 2 diabetes : A caution against inappropriate use in patients with reduced β-cell function. *J Diabet Invest*, **4** : 585〜594, 2013.
7) Kozawa, J et al. : Liraglutide is effective in type 2 diabetic patients with sustained endogenous insulin-secreting capacity. *J Diabet Invest*, **3** : 294〜297, 2012.
8) Kondo, Y et al. : Defining criteria for the introduction of liraglutide using the glucagon

stimulation test in patients with type 2 diabetes. *J Diabet Invest*, **4** : 571~575, 2013.
9) Usui, R., Yabe, D. et al. : Retrospective analysis of safety and efficacy of liraglutide monotherapy and sulfonylurea-combination therapy in Japanese type 2 diabetes : Association of remaining β-cell function and achievement of HbA1c target one year after initiation. *J Diabetes Complications*. Nov-Dec ; **29**(8) : 1203~1210, 2015.
10) Yabe, D., Seino, Y. et al. : Defining the role of GLP-1 receptor agonists for indivisualized treatment of Type 2 diabetes. *Expert Review of Endocrinology and Metabolism*. **9**, **6**, 659~670, 2014.
11) Maiorino, M.I., Chiodini, P. et al. : Insulin and Glucagon-Like Peptide 1 Receptor Agonist Combination Therapy in Type 2 Diabetes : A Systematic Review and Meta-analysis of Randomized Controlled Trial. *Diabetes Care*. Apr ; **40**(4) : 614~624, 2017.
12) Seino, Y et al. : Randomized, double-blind, plasebo-controlled trial of the once-daily GLP-1 receptor agonist lixisenatide in Asian patients with type 2 diabetes insufficiently controlled on basal insulin with or without a sulfonylurea (GetGoal-L-Asia). *Diabetes Obes Meab*. Oct ; **14**(10) : 910~917, 2012.
13) Usui, R., Sakuramachi, Y. et al. : Retrospective analysis of liraglutide and basal insulin combination therapy in Japanese type 2 diabetes patients : The association between remaining β-cell function and the achievement of the glycated hemoglobin target 1 year after initiation. *J Diabetes Investig*. Nov **6**. doi : 10.1111/jdi.12773, 2017.

25 CGM（continuous glucose monitoring：持続血糖モニター）について，保険適用も含めて教えてください

　糖尿病の治療目標は，血糖値をコントロールして糖尿病による合併症の発症を予防することです．

　糖尿病の治療を行う際，血糖コントロールの指標として用いられているのは，主に HbA1c と血糖値です．しかし，HbA1c はあくまでも，長期にわたる血糖変動の平均値を反映する指標であると報告されています[1]．したがって，1 日ごとの血糖変動が大きくても小さくても，その平均値が等しければ，HbA1c は同じ値を示します[2]．

　糖尿病患者においては，血糖値は食後を中心にダイナミックに上下します．この血糖変動を把握する手段としては，血糖自己測定（Self Monitoring of Blood Glucose：SMBG）が世界中で最も普及しています．しかし，SMBG は測定時点の血糖値を把握することができますが，その時点の血糖値が上昇傾向にあるか，変化がないのか，下降傾向にあるのかを見極めること，さらには測定時点間の血糖変動を測定することは困難です．

　この SMBG が抱える問題を連続測定することにより解決してくれるのが，CGM（continuous glucose monitoring：持続血糖モニター）です．

◆◆持続血糖モニター（CGM）とは◆◆

　CGM 機器は米国で開発された機器で，皮下に穿刺したセンサーに含まれる酵素と，皮下組織間質液中のグルコースとを連続的に反応させることにより測定します．この間質液中のグルコース濃度の測定値と血糖値には，乖離が生じるため，すべての機器で補正（SMBG の値による補正が必要なものと，不要なものがあり：後述する abbott 社の機器は補正は不要）が行われます．この補正を行うことで CGM 機器による測定値は血糖値に近似した値を連続して示すことが可能となります[3]．

◆◆わが国で使用可能な CGM 機器◆◆

　日本では，CGM 機器は平成 21 年 10 月に承認され，平成 22 年 4 月に診療報酬点数も決定しました．

　現在，日本で使用可能な CGM 機器には，大きく分類して 2 種類あります．測定したデータをさかのぼって，血糖変動を評価する CGM 機器が 2 機種（Medtronic 社の iPro2™（図 1 ①）と Abbott 社の FreeStyle リブレ Pro（図 1 ②）），そして，現時点の血糖値ならびに血糖変動を簡単な操作で見ることができる機器が 1 機種（abbott 社の FreeStyle リブレ（図 1 ③））をわが国で使用することができます．

◆◆CGM 機器の保険適用◆◆

iPro2™ もしくは FreeStyle リブレ Pro を保険診療で使用する際，700 点（7,000 円）とセンサー代を保険請求することができますが，その際，以下のような条件が設定されています．

まず，施設の条件ですが，糖尿病を専門としている医師が 1 人以上いること，かつ持続皮下インスリン注入（CSII）療法を行っている医療機関が診療報酬点数を算定することができます．

さらに，FreeStyle リブレに関しては，SMBG を保険診療で行っている方で使用することが可能となりましたので，CGM 機器へのハードルの高さがずいぶん下がったと感じています．

◆◆CGM の有用性◆◆

次に，CGM の有用性を示す一例を示します．症例は，20 歳女性の 1 型糖尿病患者で，インスリン 1 日 5 回注射（基礎インスリンとしてノボリン®N：朝 4 単位，就寝前 7 単位，追加インスリンとしてノボラピッド®：朝食前 9 単位，昼食前 3 単位，夕食前 9 単位）による強化インスリン療法によっても HbA1c 値が改善せず入院した人です．この人が 1 日 4 回施行した SMBG の値

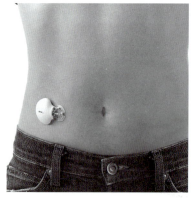

図 1 ①　iPro2™
（提供：日本メドトロニック社）

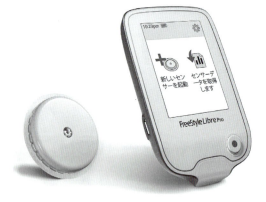

図 1 ②　FreeStyle リブレ Pro
（提供：Abbott 社）

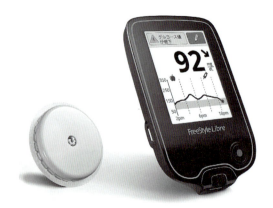

図 1 ③　FreeStyle リブレ
（提供：Abbott 社）

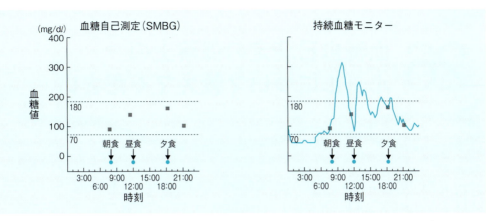

図2　1日4回の血糖自己測定の値（左）と同日に施行した持続血糖モニターの結果（右）[4]

をみると（図2左），良好にコントロールされているようにみえます．しかし，CGMを使用して実際の血糖値の推移を捉えると，1日4回行ったSMBGの値からはまったく予想できない，激しい血糖変動が存在することが示されています（図2右）[4]．具体的には，夜間の無自覚の低血糖にはじまり，朝食後には顕著な高血糖となり，昼食前は100 mg/dl まで急降下し，昼食後は再び高血糖となっていました．この人のようにCGMをしないかぎり，このような激しい血糖変動の実態を把握することができない患者は少なくないと思います．

　CGMの利点として，この人のように改善すべきポイントが明らかになるため，より適切な治療法が選択されるようになること，さらに治療法の変更の効果判定も容易に行えることが挙げられるでしょう．

　今後，CGMの普及により患者個々人に最適化された治療が行われ，合併症を起こす患者数が減少していくことを望みます．

（西村理明）

文献

1) Nathan, D. M., Kuenen, J. et al. for A1c-Derived Average Glucose Study Group. : Translating the A1C assay into estimated average glucose values. *Diabetes Care*, **31** : 1473〜1478, 2008.
2) Del Prato, S. : In search of normoglycaemia in diabetes : controlling postprandial glucose. *Int J Obes Relat Metab Disord*, **26**(Suppl 3) : S9〜S17, 2002.
3) Boyne, M. S., Silver, D. M. et al. : Timing of changes in interstitial and venous blood glucose measured with a continuous subcutaneous glucose sensor. *Diabetes*, **52** : 2790〜2794, 2003.
4) 西村理明：持続血糖モニター．Diabetes Journal, **36** : 35〜38, 2008.

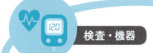

26 血糖自己測定の保険上のルールについて教えてください

　血糖自己測定は，食事・運動・治療薬の効果を実感したり，患者の動機づけを行ううえで優れた方法です．また，インスリン自己注射を行っている患者では，注射量の調整や低血糖の対処・予防のために，血糖自己測定から得られるデータは必要不可欠です．このように有用である血糖自己測定も限られた医療資源のひとつであり，保険診療のなかでは制約を受けるため，そのルールについて説明します．まず，保険上のルールは自己血糖測定の対象となる患者が受けている治療内容によって2つに大別されます．インスリン，ヒトGLP-1受容体作動薬の自己注射を行っている患者，または，行っていない患者です．

◆◆自己注射を行っている場合◆◆

　インスリン，ヒトGLP-1受容体作動薬の自己注射を行っている患者は，在宅での自己注射の指導を行うことにより在宅自己注射指導管理料が算定されます．そのうえで，血糖測定に基づく指導を行うために血糖自己測定器を使用した場合に，はじめて血糖自己測定に関する加算（血糖自己測定器加算）をすることができます．管理料と加算点数の詳細を**表1**に示します．1カ月の血糖測定頻度に応じて加算点数が多くなるように設定されており，測定頻度が多いと考えられる1型糖尿病では，最大1,500点（15,000円）（1カ月120回以上測定に対し）まで，そのほかの糖尿病では，最大860点（8,600円）（1カ月60回以上測定に対し）まで加算することが可能です．なお，この血糖自己測定器加算には，貸与または給付する血糖測定器の器具，センサー，穿刺針，消毒綿などの代金も所定点数に含まれているので，別途算定はできません．このため，2型糖尿病でインスリン自己注射を行っている患者に，毎食前と寝る前の1日4回の血糖測定を指導し必要な器材を支給すると保険ではカバーしきれなくなる可能性があります．

　また，この加算は受診のたびに算定できるわけではなく制約があります．血糖自己測定器加算は3カ月に3回に限り所定点数を加算できます．しかし，注射製剤を2カ月または3カ月分以上処方している患者に対しては，1カ月に2回または3回算定することもできます．自己注射を開始したり内容を変更した直後には頻回に血糖測定が必要な時期もあります．血糖測定は，漫然とではなく，必要な情報を得るときに行うものと指導していくべきでしょう．また，最近は持続的に血糖値を測定する機器の実用化が進んでおり，インスリンポンプを用いた持続皮下インスリン注射を行っている患者では，前述の在宅自己注射指導管理料に持続血糖測定器に関する加算をすることができます（**表2**）．ただし，施設基準を満たした保険医療機関が届け出を行ったうえで算定しなければなりません．さらに，体に装着したセンサーにリーダーをかざすことにより非接触で血糖値を読み取るフラッシュグルコースモニタリングシステムによる機器も保険適用となり，従来の血糖測

表 1　在宅自己注射指導管理料と血糖自己測定器加算

在宅自己注射指導管理料（月 1 回）	
複雑な場合（インスリンポンプ療法時の患者）	1,230 点
注射回数が月 27 回以下の場合	650 点
注射回数が月 28 回以上の場合	750 点
血糖自己測定器加算	
月 20 回以上（月 1 回）測定する場合	400 点
月 40 回以上（月 1 回）測定する場合	580 点
月 60 回以上（月 1 回）測定する場合	860 点
月 80 回以上（月 1 回）測定する場合	1,140 点（1 型糖尿病患者のみ）
月 100 回以上（月 1 回）測定する場合	1,320 点（1 型糖尿病患者のみ）
月 120 回以上（月 1 回）測定する場合	1,500 点（1 型糖尿病患者のみ）

表 2　持続血糖測定器加算

持続血糖測定器加算（月 1 回）	
2 個以下の場合	1,320 点
4 個以下の場合	2,640 点
5 個以上の場合	3,300 点

定のルールでは十分対応しきれていないものも出てきています．これは，2018 年度の診療報酬改定の点数設定が待たれている状況です．

◆◆自己注射を行っていない場合◆◆

　一方，インスリン，ヒト GLP-1 受容体作動薬の自己注射を行っていない患者，つまり，食事・運動療法や経口血糖降下薬で治療を行っている患者の保険適用はいまだに十分とはいえません．現在，血糖自己測定の算定に関して保険が認められているものに，200 床未満の病院か診療所における生活習慣病管理料への加算があります．糖尿病患者に対し，服薬，運動，食事，飲酒，喫煙などの生活習慣に関する総合的な指導を行った場合に，まず生活習慣病管理料として 800 点（8,000 円）を算定します．そのうえに血糖自己測定に基づく指導を行った場合に血糖自己測定加算をすることができます．しかしこれにも制約があり，加算できるのは，年に 1 回限り 500 点（5,000 円）までです．この 500 点（5,000 円）のなかに血糖測定器の器具，センサー，穿刺針，消毒綿などの代金もすべて含まなければならず，実際にこの項目で請求するのは困難なことが多いのです．

　なお，前述の規模以上の医療機関ではインスリン，ヒト GLP-1 受容体作動薬の自己注射を行っていない患者の血糖自己測定は保険上認められていません．この保険上の制約のため，いまだに血糖自己測定が多くの糖尿病患者のあいだで十分普及していません．

　また，これとは別に，妊娠糖尿病患者の一部に対しては，在宅妊娠糖尿病患者指導管理料を算定したうえで，血糖自己測定に基づいた指導を行う場合に加算が認められています．今後保険適用の拡大が望まれるところです．

（壁谷悠介，渥美義仁）

文　献

1) 渥美義仁，小出景子：活かそう SMBG! 24 の対話からエンパワーメント指導法をつかむ．中山書店，2011．
2) 社会保険研究所：医科点数表の解釈　平成 28 年 4 月版．社会保険研究所，2016．

検査・機器

27 血糖自己測定時の具体的な注意点について教えてください

血糖自己測定を有効に行うために，簡易血糖測定器の原理面での問題とメンテナンスの問題，ヒューマンエラー，測定するタイミングなどの問題を考慮する必要があります．

◆◆簡易血糖測定（SMBG）器の原理面での問題点◆◆

SMBG 器の性能は年々改良され向上しています．しかし通常検査室で測定される血糖値は静脈血漿であるのに対し SMBG 器は全血で測定します．全血での標準物質がないため，精度は検査室の大型機器で比較します．SMBG 器はさまざまな還元反応を有する物質で影響を受けます．このような干渉物質として pyridine aldoxime methiodide（PAM），アスコルビン酸，ゲンチジン酸（アスピリン代謝物），アセトアミノフェンなどの薬物があります[1]．また，使用する機種によっても影響する物質が異なり，一部の GDH 法機種では，グルコース以外の糖類（マルトース，ガラクトースなど）も測定してしまうので，血糖は高値に表示されます．

院内検査機器との相関性の許容基準は，国際規格 ISO 15197 において±20％以内（参照法のグルコース濃度が 75 mg/dl 以下の場合は±15 mg/dl 以内）の範囲内に入ることが求められていますが，ほとんどの機種は通常の使用方法なら許容範囲内です．院内測定法との相関係数は通常 0.98～0.99 と良好ですが，低血糖領域での相関性はやや低下します．

◆◆簡易血糖測定（SMBG）器のメンテナンスの必要性[2]◆◆

SMBG 器は平成 17 年度の薬事法の改正によりクラス III（高度管理医療機器）に相当すると認定されています．また特定保守管理医療機器にも指定されているため，医療者による定期的な点検が必要です．

よくある機器のトラブルとしては電池切れや間違った電池の使用，日付の設定ミス，穿刺器の不具合があります．またエラーの内容としては試験紙挿入部の汚れが多く，このような機器の点検は，導入時のみならず，その後も定期的に繰り返し指導することが重要です．わたしたちが 6 年間行った病院内の点検で延べ 2,616 台の SMBG 器および臨床現場即時検査（POCT）器のうち，216 台に故障や電池切れなどの不備が見つかりました．患者さんではもっと不備が多いと思われます．

◆◆よくあるヒューマンエラー◆◆

1）血液量不足

SMBG に必要な血液量は最少 0.4 μl から 5 μl まで機種によってまちまちです．血液量不足でも

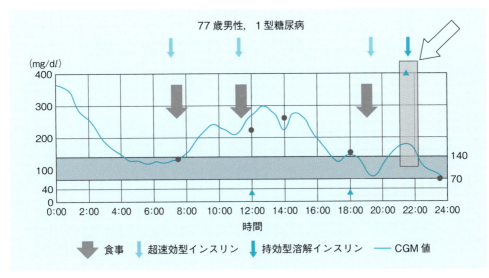

図　CGM（iPro2）とSMBGと乖離があった例
食後21：30のSMBGは419 mg/dlであったが（⇩部分），CGMでは150 mg/dl程度であった．値が乖離している原因として測定前に食べた干しイチジクが手についていたことが考えられる．

エラー表示されず血糖値が低値に表示されるものがあり，低血糖と間違えやすいので注意が必要です．

2）測定場所の明るさ

SMBG器には電流で測定する機器と吸光度で測定する機器とがあります．吸光度で測定する機器は直射日光が当たる窓際や自動車のなか，海岸などでは測定できないことがあります．また高温下では試験紙が劣化し正しく測定できないこともありますので，自動車内などに放置しないように注意しましょう．

3）測定場所の温度

26～27℃に比べ11℃以下の低温になると高値を示す機器が多く，43℃以上の高温では低値に表示される機器が多くなります[3]．たとえば，冬は高値に夏は低値に提示されやすくなります．また，測定できない旨のエラーメッセージが表示されるときもあります．冬場では，試験紙とSMBG器を10～35℃の場所に20分ほど置いて，その場所の温度になじませて測定します．

4）糖分を含む食品に触れた後の採血

指先からの採血は，穿刺前に流水で手を洗うことが必要です．実際に持続血糖モニタリング（CGM）をしている際に，SMBGの値とCGM（iPro2）の値が異なる例を経験しました（図）．この例では干しイチジクを食べた後で血糖を測り419 mg/dlとなっていましたがCGMでは150 mg/dl前後でした．また，清涼飲料水が手についたまま測定し偽高値になった例もあります．

5）重篤な状態での採血

ショック状態や脱水，末梢循環不全などの場合に偽低値を示すことがあります．また酸素吸入中も，溶存酸素で実際の血糖値よりも低く表示されるため偽低値になります．

6）貧血や多血症など

ヘマトクリット（Ht）が極端に異常を示す場合，全血の血糖値と静脈血漿の血糖値の差は大き

表　血糖管理表

T2D イノレット R　10-0-5　HbA1c 6.9%

朝前	後	昼前	後	夕前	後	寝前
112		85		89		
106		71		68		
102		72		78		
117		84		94		
110				112	142	
	133		268		67	
	156		242		83	
	127		293		88	
	152		231		89	
	116		289		87	
	151		269		105	

矢印の部分から食後血糖を測ってもらい，食後が高いことに気づいた例．このあとインスリンは 13-8-8 と打って HbA1c も 6.4% に改善した．

くなってきます．通常，Ht が低い場合（貧血）は，血糖値は高めになり，Ht が高い場合（多血症）は血漿量が減るため血糖値は低くなります．

　以上のように，さまざまなピットフォールがあるので，低血糖症状のない低血糖値や理由のわからない高血糖値が表示されたときなどは再検することが望ましいでしょう．

◆◆測定するタイミングと目標血糖値◆◆

　同じタイミングでばかり測定して，血糖値がいつも同じだと思い込むのも正しい測定方法とはいえません．また，どのくらいの血糖値を目標とするかについても病態に応じてさまざまです．可能なら，早朝空腹時は 70 mg/dl 以上 110 mg/dl 未満，食後 1〜2 時間で 160 mg/dl 未満という目標値が推奨されます．食後 1〜2 時間で 160 mg/dl 未満は近年国際糖尿病学会（IDF）で推奨されている値です．測定するタイミングを変更する場合，患者に無理強いをするのではなく，必要性に気づいてもらうことが大切です．一見良好な血糖であるようにみえても食後高血糖であった例を表に示しますので参考にしてください．

（清水一紀）

文 献

1) 小林知子, 星衛雄樹・他：簡易血糖測定器の影響因子についての検討. 日本先進糖尿病治療研究会雑誌, **6**：7〜13, 2010.
2) 清水一紀：SMBGで血糖管理・指導の達人になる―血糖日記のススメ―. 南江堂, 東京, 2011.
3) 平塚京子, 大津京子・他：簡易血糖測定器7機種の機器温度による比較―糖尿病療養指導士の立場から―. 医学検査, **59**：804〜810, 2010.

検査・機器

28 スマートフォンでの健康管理（体重・血糖の管理など）について，活用法や実例を含めて教えてください

糖尿病は「自己管理の病気」ともいわれます．食事療法・運動療法・薬物療法（インスリン療法を含む）に加え，血糖や血圧の測定などが自己管理の範疇に入ります．

一方最近は，若年者のみならず中高年にもスマートフォンが普及してきており，スマートフォンを有効に活用することで自己管理が容易になると考えられます．スマートフォンは高価ですが，さまざまな利点があります．スマートフォンは常に携帯でき，それに加えカメラ機能を搭載しているため，食事記録などに便利です．筆不精でノートなどへの記載を面倒に感じる人でも，スマートフォンなら気楽に空いた時間でデータ入力ができます．また，歩数計が搭載された機種やデータ送信機能がついた機器（体重計など）を用いることで入力の手間も省けます．入力されたデータはグラフにすることもでき，「見える化」できるので全体の動きを把握するのに便利です．また，アプリケーション（アプリ）にはゲーム性を備えたものもあり，楽しみながら活用できます．

◆◆アプリの検索◆◆

ほとんどのアプリは無料で提供されています．種類としては，食事療法・運動療法・薬物療法・インスリン療法・体重管理・血圧管理・血糖管理などの用途のアプリがあります（表）．「Google Play」「App Store」などの検索機能を用いて，ヘルスケア/フィットネスから無料アプリで「歩数計」や「体重記録」など検索したい内容に該当するキーワードを入力し，自分に合ったアプリを見つけられます．英語のキーワードを入力すれば，海外のアプリも検索可能です．

◆◆スマートフォンを用いた体重管理◆◆

肥満を伴う2型糖尿病や妊娠糖尿病などでは体重管理が重要です．体重測定の頻度が高いほど，減量効果や体重増加防止効果が高いことはよく知られています[1]．体重管理のためには体重計にのる習慣をつけることが大切です．さらに，朝と晩の2回体重を測定することで減量は促進されます[2,3]．たとえば，「朝晩ダイエット」注というサービスでは1日のうちで最も体重が軽い「朝」と，最も重い「晩」の体重差を知ることで，自分の食生活や生活習慣を振り返ることができます（図）．そして，達成した場合にはバンザイ機能（目標達成できた日には笑顔のマークが記録される）がついています．これらは行動科学のオペラント条件づけに当たります．

注：2017年12月でサービス終了し，「WMアプリ」へ一部が引き継がれています．

表 糖尿病療養に役立つスマートフォンアプリの例

分類	アプリ例
糖尿病全般	糖尿病の知識
食事療法	炭水化物量の検索アプリ(「カーボデータ2014」など),エネルギー量計算,食事記録
運動療法	歩数計,消費エネルギー量・エクササイズの計算
薬物療法	お薬手帳,薬の知識
インスリン療法	ボーラス計算機(「インスリンボーラスの計算」など)
体重管理	体重記録(「朝晩ダイエット」など)
血圧管理	血圧記録(「からだグラフ」など)
血糖管理	血糖記録(「スマート e-SMBG」など」)
低血糖予防	血糖認識トレーニング(「BGAT.JP」など)

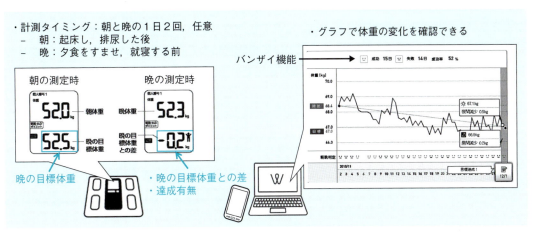

図 「朝晩ダイエット」プログラム

◆◆スマートフォンを用いた血糖管理◆◆

血糖管理のアプリも多数あり,その機能も充実しています.しかし,漫然と血糖を測定するだけでは,血糖コントロールの改善にはつながりません.

たとえば,1日に7回(朝食前後,昼食前後,夕食前後,就寝前)の血糖を測定すると,自分の血糖パターンを把握できます.1型糖尿病をもつ人なら,カーボカウントと血糖測定を参考にインスリン量を調整することで血糖コントロールが著明に改善します.まずは,アプリを用いて食事中の炭水化物量を検索します.朝食や昼食などは定番のメニューとなる場合も多いので,1食当たりの炭水化物量を計算します.朝食の炭水化物量が60gで,インスリンと炭水化物の比(ICR:Insulin to Carb Ratio)が1:10なら,6単位(=60÷10)のインスリンを注射すればよいことになります.ボーラス計算機のアプリを用いれば,容易にこの計算ができるのです.

また,外食時には炭水化物量が不明な場合も多くあります.そのときには,炭水化物量を検索するアプリが便利です.また,高血糖や低血糖のキュー(手がかり)を知ることも大切です.血糖認識トレーニングのアプリを用いることで,低血糖を予防したり,低血糖の意識消失発作による交通

事故の防止が期待されます．

◆◆スマートフォンを用いた運動指導◆◆

そのほかには，糖尿病の運動療法について学べたり，体力テストやロコチェック（ロコモティブシンドロームのチェック）ができるアプリもあります．歩数の記録は運動への大きな動機づけとなります．歩数計を用いた介入研究では，約1,000歩の歩数増加とともに減量効果の促進が認められます．運動している日としていない日の血糖変化を知ることで，インスリンの調整や低血糖予防への手がかりとなります．

◆◆スマートフォンの可能性◆◆

スマートフォンは日々どんどん進化しています．海外ではスマートフォンと連動したインスリンポンプもあります．さまざまなデータを一元的に集約できるのも魅力のひとつです．将来的には，ウェアラブルな機器とも連携できるようになるでしょう．また，われわれはFacebookを用いたグループ支援による減量や血糖改善効果について検討を始めています．スマートフォンを利用して，老若男女が楽しく糖尿病の療養指導に取り組んでいく時代が来るのが待ち遠しいですね．

（坂根直樹）

文　献

1) Linde, J. A., Jeffery, R. W. et al. : Self-weighing in weight gain prevention and weight loss trials. *Ann Behav Med*, **30** : 210〜216, 2005.
2) 閑　絵里子, 佐藤哲也・他：朝と晩の1日2回の体重計測法による減量プログラムの効果. 体力科学, **61**(6)：699, 2012.
3) Oshima, Y., Matsuoka, Y. et al. : Effect of weight-loss program using self-weighing twice a day and feedback in overweight and obese subject : a randomized controlled trial. *Obes Res Clin Pract*, **7** : e361〜366, 2013.
4) 鋤納　心, 小谷和彦・他：Facebookを用いた体重管理プログラムの開発　実行可能性試験. 日糖尿病情報会誌, **14**：4〜10, 2016

他疾患・合併症

29 糖尿病とうつの関係について教えてください

　うつ病と糖尿病の日本人における有病率は，ともに近年著しく増加してきました．国内の疫学調査では，ICD-10分類によるうつ病の生涯有病率が6.6%（平成18年度厚生労働科学研究），糖尿病が強く疑われる人と糖尿病の可能性が否定できない人を合わせた数が約2,210万人（平成19年国民健康・栄養調査）と報告されています．うつ病と糖尿病は，その有病率の高さから両疾患が併存しやすいというだけでなく，それぞれの発症や予後に複雑に関連し合っている可能性が高いことが明らかにされつつあります．前向き縦断研究に基づくメタ解析の結果では，抑うつ症状が先行する患者における糖尿病発症の相対危険度は1.60（95%CI　1.37-1.88），耐糖能異常が先行する患者において抑うつ症状が出現する相対危険度は1.15（1.02-1.30）から1.24（1.18-1.31）でした[1〜3]．また横断研究のメタ解析においては，糖尿病患者におけるうつ病の点有病率は非糖尿病集団と比較して2〜3倍高くなり[4]，1型・2型糖尿病の別や性別にかかわらず有意に上昇していたこと[5]，さらに糖尿病性合併症の数や重篤度が増すほどうつ病の有病率が増加すること[6]が報告されています．

◆◆うつ病を併存する糖尿病患者の臨床上の問題点◆◆

　糖尿病患者にうつ病が併存すると，血糖コントロール不良（高血糖状態）に陥りやすいことに加えて，肥満，高血圧や脂質異常症といったほかの慢性疾患の合併率も上昇する結果[6]，古典的糖尿病合併症や心血管疾患の合併率が上昇，さらには死亡率も増加すると報告されています．抑うつ症状を有する糖尿病患者における総死亡と心血管疾患死のリスクを検討したメタ解析によると，抑うつ症状合併群での総死亡（ハザード比1.46）と心血管疾患死（同1.39）が有意に増加していました[7, 8]．また米国のデータに基づく調査では，うつ病が併存する糖尿病患者では総医療費も著明に増加すると報告されており[9]，身体的，社会的にさまざまな面で患者負担が増大することが問題です．これらの背景として，うつ病を併存する患者ではセルフケア行動を行う身体的・精神的機能が低下したり，治療へのアドヒアランス，コンプライアンスが低下していることが一因に挙げられています[6, 10]．

◆◆糖尿病とうつ病が併存しやすい原因◆◆

　糖尿病患者は，診断や治療の過程でさまざまな肉体的苦痛や心理的負担を経験する場合がありますが，これが抑うつ症状を引き起こす促進要因になると考えられています．失明や末期腎不全などの重症合併症と診断されるとき，患者は健康や身体機能の一部を失う喪失体験をしたり，「治療に失敗した」という後悔や罪悪感などを体験する結果，悲しみ，抑うつ，怒りなどの強い情緒的反応

を起こします．これは糖尿病と診断を受け，ライフスタイルの変更を余儀なくされるときや，薬物治療が開始されるとき（特にインスリン導入時）も同様です．さらに重症合併症に伴う疼痛や睡眠障害，インスリン注射や血糖自己測定を行う際の疼痛といった肉体的苦痛を伴ったり，QOLが著しく障害されている症例において抑うつ症状は増悪する危険性が高いと推測されており，実際にすでに糖尿病と診断されている群や，合併症の数や重篤度が増すほど，うつ病の有病率が増加することが報告されています[6,7]．上述したものを含め，日本糖尿病学会では糖尿病診療上，特に心理的問題に配慮すべき状況について，「糖尿病治療ガイド 2016-2017」に記載しています（表）．

表　糖尿病治療上，特に心理的問題に配慮すべき状況

1. 糖尿病と診断されたとき
2. 治療法が強化されるとき（特にインスリン治療開始時）
3. 血糖コントロールがきわめて不良，または不安定なとき
4. 重症合併症を発症したとき
5. 精神科的疾患の合併

（日本糖尿病学会編：糖尿病治療ガイド 2016-2017. 文光堂, 2016. より）

うつ病患者で糖尿病が併存しやすい生理学的要因として，①視床下部—下垂体—副腎皮質系の亢進，②交感神経系の賦活，③TNF-αやIL-6などの炎症性サイトカインの増加が影響していると考えられています．これらはいずれもインスリン抵抗性を惹起し，耐糖能を悪化させる方向に作用しますが，糖尿病患者や内臓肥満患者においても同様の生理学的変化が認められることが報告されています[11,12]．最近では糖尿病とうつ病の両疾患が多様で，かつ複雑に相互作用する生理学的，心理社会的危険因子を共有しているという考え方があります．これらの危険因子を介して行動の変容や生理学的な変化が生じ，その結果惹起されるインスリン抵抗性や神経可塑性の変化のために，同一個体が糖尿病をはじめとする生活習慣病と，うつ病などの気分障害に同時に罹患しやすくなるのではないかと考えられています[2,13]．

◆◆うつ病を併存する糖尿病患者の治療◆◆

うつ病を併存する糖尿病患者に既存のうつ病の治療を行って，抑うつ症状と血糖値が改善するかどうかを検討した14報のランダム化比較試験（RCT）をまとめたsystematic reviewが報告されています[14]．この研究ではうつ病の治療法を，①三環系抗うつ薬（TCAs）やセロトニン選択的再取り込み阻害薬（SSRI）を用いた抗うつ薬治療（7 RCTs，n=304），②認知行動療法や支持療法などの心理学的治療（5 RCTs，n=310），③集団ベースでの薬物療法と心理学的治療の併用療法（3 RCTs，n=1,133）の3カテゴリーに分類し，いずれの治療法が血糖コントロールに有効であるかをサブ解析していますが，中等度以上の血糖改善効果が期待されたのは心理学的治療のみでした．一方で，うつ病並存糖尿病患者に対する抗うつ薬治療は血糖コントロールに対し中等度に効果がある一方，心理学的治療の効果は評価が一定しないとする報告もあります[15]．米国糖尿病学会の推奨では，stepwise collaborative careと呼ばれる，患者さんを中心とした，さまざまな健康・医療の専門家が協働して提供するケアを提案しています[16]．

現在のわが国の糖尿病診療の現場で，まず重要なのは抑うつ症状を併存する患者を早期発見することです．特に上述した「心理的問題に配慮すべき状況」にある患者に対しては，Problem Areas in Diabetes Survey（PAID）やPatient Health Questionnaire-9（PHQ-9）といった自記式抑うつ評定尺度を用いてスクリーニングすることを米国糖尿病学会は推奨しています．

精神科と併診している症例では精神科主治医との連絡を密にして，患者の現在の抑うつ症状の重

症度や，使用している精神科薬剤を把握しておくことが必要です．たとえば糖尿病教育を行う場合，重症の抑うつ症状を認める時期には休養や睡眠も治療として重要であることを伝えなければなりませんが，抑うつ症状が軽減してきた場合には，精神科医の意見をうかがいつつ，規則正しい生活や軽度の身体活動を再開してみることを勧めていくなど，抑うつ症状の重症度に応じて指導内容を変更していく必要があります．精神科薬剤に関しては，特に TCAs やモノアミン再取り込み（MAO）阻害薬，抗精神病薬（特に第二世代抗精神病薬のオランザピンとクエチアピン）を使用していないか把握しておくことが重要で，TCAs による口渇や体重増加，MAO 阻害薬と SU 薬の併用による低血糖，抗精神病薬開始後の体重増加や血糖コントロールの悪化がないかどうかを常にモニタリングしておく必要があります．

　うつ病を併存する糖尿病患者を診療していくためには，精神科と良好な診療関係を構築して，患者の診療情報を共有し，共通の病態認識に基づいて，その都度適切な治療法を検討していける環境づくりが，今後ますます重要になると考えられます．

（峯山智佳）

文　献

1) Mezuk, B., Eaton, W.W. et al.: Depression and Type 2 diabetes over the lifespan. *Diabetes Care*, **31**: 2383～2390, 2008.
2) Penckofer, S., Doyle, T. et al.: State of the science: depression and type 2 diabetes. *West J Nurs Res*, **36**(9): 1158～1182, 2014.　Epub 2014 Feb 27.
3) Pan, A., Lucas, M., et al.: Bidirectional association between depression and type 2 diabetes mellitus in women. *Arch Intern Med*, **170**(21): 1884～1891, 2010.
4) Musselman, D.L., Betan, E. et al.: Relationship of Depression to Diabetes Types 1 and 2: Epidemiology, Biology, and Treatment. *Biol Psychiatry*, **54**: 317～329, 2003.
5) Anderson, R.J., Freedland, K.E. et al.: The prevalence of comorbid depression in adults with diabetes: a meta-analysis. *Diabetes Care*, **24**: 1069～1078, 2001.
6) de Groot, M., Anderson, R. et al.: Association of Depression and Diabetes Complication: A Meta-analysis. *Psychosom Med*, **63**: 619～630, 2001.
7) Nouwen, A., Nefs, G., et al.: Prevalence of depression in individuals with impaired glucose metabolism or undiagnosed diabetes: a systematic review and meta-analysis of the European Depression in Diabetes (EDID) Research Consortium. *Diabetes Care*, **34**(3): 752～762, 2011.
8) van Dooren, FE., Nefs, G., et al.: Depression and risk of mortality in people with diabetes mellitus: a systematic review and meta-analysis. *PLoS One*, **8**(3): e57058, 2013.
9) Le, T.K., Able, S.L. et al.: Resource use among patients with diabetes, diabetic neuropathy, or diabetes with depression. *Cost Eff Resour Alloc*, **4**: 18, 2006.
10) Gonzalez, J.S., Peyrot, M. et al.: Depression and Diabetes treatment nonadherence: a meta-analysis. *Diabetes Care*, **31**: 2398～2403, 2008.
11) Champaneri, S., Wand, G.S. et al.: Biological basis of depression in adults with diabetes. *Curr Diab Rep*, **10**: 396～405, 2010.
12) Golden, S.H.: A review of the evidence for a neuroendocrine link between stress, depression and diabetes mellitus. *Curr Diabetes Rev*, **3**: 252～259, 2007.
13) Holt, RI., de Groot, M. et al.: NIDDK international conference report on diabetes and depression: current understanding and future directions. *Diabetes Care*, **37**(8): 2067～2077, 2014.
14) van der Feltz-Cornelis, C.M., Nuyen, J. et al.: Effect of interventions for major depressive disorder and significant depressive symptoms in patients with diabetes mellitus: a systematic review and meta-analysis. *Gen Hosp Psychiatry*, **32**: 380～395, 2010.
15) The Cochrane Library 2012. Dec 12.
16) Standards of Medical Care in Diabetes 2016. ADA.

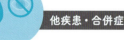

30 糖尿病の脂質異常症の特徴について教えてください

糖尿病患者の脂質異常症の特徴は，高中性脂肪（TG）血症と低HDLコレステロール（HDL-C）血症です．高LDLコレステロール（LDL-C）血症の合併も起こりますが，LDL-C濃度は非糖尿病者と同程度であることが多いです．しかし，糖尿病ではLDL組成に質的な異常が認められます．LDLは粒子サイズにより，大きいパターンAと小さいパターンBに分類しますが，TG値が増加するに従ってパターンBが増加します．パターンBは粒子サイズが小さく，比重が高いので，small dense LDLと呼ばれ，酸化を受けやすく，心血管イベントのリスクを高めます．糖尿病ではパターンBが増加しています．

TGに富むリポ蛋白であるカイロミクロンや超低比重リポ蛋白（VLDL）は，リポ蛋白リパーゼ（lipoprotein lipase：LPL）という酵素によって代謝されます．LPLはVLDLからHDLへの生成経路にも作用します．インスリンはLPLの合成を促進します．糖尿病でインスリンが不足すると，LPL合成が低下し，高TG血症と低HDL-C血症が起こります．また，インスリンには脂肪分解を抑制する作用があります．インスリン作用が不足すると，脂肪分解が進んで遊離脂肪酸が増加し，肝臓でVLDL合成を亢進させ，高TG血症が起こります．

2型糖尿病で高血糖になると，インスリン作用が不足しているため，VLDLの合成亢進と異化障害が起こり，高TG血症と低HDL-C血症を呈します．これが著しい場合には，血中にカイロミクロンが貯留し，TG値が1,000〜10,000 mg/dlにも達することがあります．これがdiabetic lipemiaで，急性膵炎を併発しやすい病態です．一方，インスリン依存状態にある1型糖尿病患者では，コントロール状況により脂質値が異なります．適切なインスリン治療により血糖コントロールが良好な場合には，VLDLの合成と異化は正常でTG値は正常です．HDL-C値は，VLDLからHDLが生成される経路が亢進するため，むしろ増加していることが多いです．インスリンが不足して血糖コントロールが不良〜可になると，VLDL産生が増加し，高TG血症になります．

◆◆糖尿病の脂質異常症と心血管イベント◆◆

糖尿病では心血管イベントの発症が非糖尿病者に比べて2〜4倍高く，しかも冠動脈疾患の予後が悪いことが知られています．糖尿病の脂質異常症を積極的に治療することで，糖尿病の心血管イベントが減少することが実証されています．治療は，動脈硬化性疾患のない人を対象とする一次予防と，既往のある患者を対象にする二次予防に分けています．動脈硬化性疾患の既往のある患者では，血管壁に破裂しやすい不安定プラークが存在することが予想されるので，二次予防のための脂質管理目標値は一次予防より低値に設定されています（**表**)[1]．なお，LDL-C値はFriedewaldの式（総コレステロール－HDLコレステロール－TG/5［ただしTG値が400 mg/dl以下のとき］

表 リスク区分別脂質管理目標値

治療方針の原則	管理区分	脂質管理目標値（mg/dl）			
		LDL-C	Non-HDL-C	TG	HDL-C
一次予防 まず生活習慣の改善を行った後薬物療法の適用を考慮する	低リスク	<160	<190	<150	≧40
	中リスク	<140	<170		
	高リスク	<120	<150		
二次予防 生活習慣の是正とともに薬物治療を考慮する	冠動脈疾患の既往	<100 (<70)*	<130 (<100)*		

* 家族性高コレステロール血症，急性冠症候群の時に考慮する．糖尿病でも他の高リスク病態（非心原性脳梗塞，末梢動脈疾患（PAD），慢性腎臓病（CKD），メタボリックシンドローム，主要危険因子の重複，喫煙）を合併する時はこれに準ずる．
・一次予防における管理目標達成の手段は非薬物療法が基本であるが，低リスクにおいてもLDL-Cが180 mg/dl以上の場合は薬物治療を考慮するとともに，家族性高コレステロール血症の可能性を念頭においておくこと．
・まずLDL-Cの管理目標値を達成し，その後non-HDL-Cの達成を目指す．
・これらの値はあくまでも到達努力目標値であり，一次予防（低・中リスク）においてはLDL-C低下率20～30％，二次予防においてはLDL-C低下率50％以上も目標値となり得る．
・高齢者（75歳以上）については第7章を参照．

（日本動脈硬化学会, 編. 動脈硬化性疾患予防ガイドライン2017年版: 日本動脈硬化学会; 2017. p16より）

で算出することを基本とします．LDL-C 直接法については，過去に幾つかの問題が指摘されていました[2]が，最近は正確性が上がってきており Friedewald 式の代わりに用いることが可能です[1]．食後採血の場合や TG 値が 400 mg/dl 以上のときは，non HDL コレステロール値［（総コレステロール）から（HDLコレステロール）を差し引いた値］を指標にします．

◆◆糖尿病の脂質異常症の治療◆◆

糖尿病患者の LDL-C を低下させると心血管イベントが減少することが，スタチンと偽薬を無作為に割り付けて比較した前向き大規模臨床試験で示されています．たとえば，一次予防試験である Collaborative Atorvastatin Diabetes Study（CARDS）[3]では，アトルバスタチン 10 mg/日の内服群では偽薬群と比較して，糖尿病患者の心血管イベントの相対リスクが 37％，脳梗塞のリスクが 48％減少しています．スタチン治療のメタアナリシスでも，LDL-C が 38.6 mg/dl 低下するごとに，総死亡が 10％減少し，冠動脈疾患死が 20％減少することが確認されています[4]．このように糖尿病患者の心血管イベントの一次・二次予防には LDL-C 低下が重要であることが示されています．過去に，「コレステロールが高いほうが長生き」との説が報道されましたが，科学的な観点から問題があるとして日本動脈硬化学会から声明が出されています[5]．

高 TG 血症-低 HDL 血症に対する治療にはフィブラートが使われますが，スタチンほど明確な心血管イベント抑制効果は示されていません．Fenofibrate Intervention and Event Lowering in Diabetes（FIELD）研究では一次エンドポイント（非致死的心筋梗塞または冠動脈疾患死）において，偽薬群とフェノフィブラート群に有意差はありませんでした[6]．Action to Control Cardiovascular Risk in Diabetes（ACCORD）研究では，スタチン単独治療とスタチン＋フェノフィブラートの併用療法を比較しましたが，一次エンドポイントで有意差はありませんでした[7]．なお，スタチン＋フィブラートの併用は横紋筋融解症筋の危険を増加させる可能性がありますが，上に述べた2つの研究では安全性については問題がありませんでした．

糖尿病患者の脂質異常症の特徴は，高 TG 血症と低 HDL-C 血症です．糖尿病の脂質異常症，特に LDL-C を積極的に治療することで心血管イベントが減少することが実証されています．

（大久保　実）

文　献

1) 日本動脈硬化学会編：動脈硬化性疾患予防ガイドライン 2017 年版．ナナオ企画，2017．
2) 日本動脈硬化学会：LDL-コレステロールの直接測定法に関する学会としての見解（2010 年 4 月 26 日）．
   http://jas.umin.ac.jp/pdf/22.04.26_kenkai.pdf
3) Colhoun, H.M. et al. : Primary prevention of cardiovascular disease with atorvastatin in type 2 diabetes in the Collaborative Atorvastatin Diabetes Study (CARDS) : multicentre randomised placebo-controlled trial. *Lancet*, **364** : 685〜696, 2004.
4) Cholesterol treatment trialists' (CTT) collaboration : Efficacy and safety of more intensive lowering of LDL cholesterol : a meta-analysis of data from 170,000 participants in 26 randomised trials. *Lancet*, **376** : 1670〜1681, 2010.
5) 日本動脈硬化学会：「長寿のためのコレステロール　ガイドライン 2010 年版」に対する声名（2010 年 10 月 14 日）．
   http://jas.umin.ac.jp/2010_seimeibun.html
6) Keech, A. et al. : Effects of long-term fenofibrate therapy on cardiovascular events in 9795 people with type 2 diabetes mellitus (the FIELD study) : randomised controlled trial. *Lancet*, **366** : 1849〜1861, 2005.
7) ACCORD study group : Effects of combination lipid therapy in type 2 diabetes mellitus. *N Engl J Med*, **362** : 1563〜1574, 2010.

31 糖尿病における抗血小板療法のポイントと留意点について教えてください

他疾患・合併症

糖尿病では細小血管症の予防や治療が重視されてきましたが，生命予後を左右するのは，むしろ脳梗塞や心筋梗塞などの大血管症です．脳梗塞，心筋梗塞と末梢動脈疾患はアテローム血栓症と総称されていますが，糖尿病はアテローム血栓症発症のリスクを2～3倍高くする重大な危険因子です．このため，糖尿病の治療では，アテローム血栓症の予防を積極的に行っていくことが重要です．アテローム血栓症の予防のためには，糖尿病，高血圧，脂質異常症，喫煙などの危険因子のコントロールとともに抗血小板療法が行われます．

◆◆アテローム血栓症と抗血小板療法◆◆

抗血小板療法がアテローム血栓症の再発予防に有効であることは，国際的に抗血栓療法の有効性を評価しているAntithrombotic Trialists' Collaboration（ATT）のメタ解析などによって証明されています[1]．抗血小板薬のなかで最もエビデンスが豊富な薬剤はアスピリンであり，脳卒中や循環器病のガイドラインでは，慢性期の再発予防の治療として75～150 mg/日の低用量アスピリンの投与が推奨されています[2]．

抗血小板薬には作用機序の異なる多くの薬剤（図）[3]がありますが，わが国では現在，アスピリン，クロピドグレル，プラスグレル，チカグレロル，チクロピジン，シロスタゾールなどが用いられています．ATTの解析によれば，アテローム血栓症の再発予防における抗血小板薬の有効性は18％で，抗血小板薬による有効性の相違は明らかとなっていません[1]．

◆◆糖尿病と抗血小板療法◆◆

1）再発予防

抗血小板療法の有効性を検討したランダム化比較試験には多くの糖尿病合併症例が含まれており，糖尿病合併の有無によって抗血小板療法の有効性に有意差は認められていません[1]．糖尿病では心血管イベントが多いため，アスピリン投与の絶対ベネフィットは非糖尿病よりも大きいことを示す報告もあります[4]．

しかし一方で，糖尿病では非糖尿病に比べて抗血小板薬療法中の再発率が高く有効性が低いことや，抗血小板薬によって有効性が異なることを示唆する報告も少なくありません[5～10]．糖尿病では，チエノピリジン誘導体[11]，シロスタゾール[12]，サルポグレラート[13]などがアスピリンよりもやや有効である可能性が示唆されています．

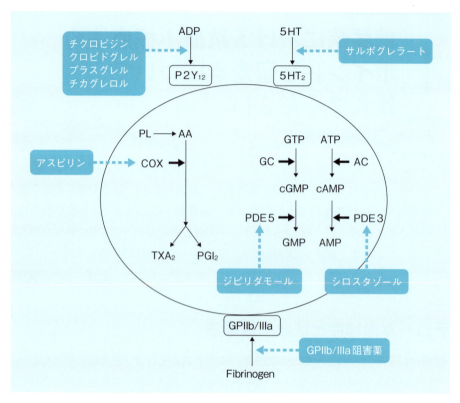

図 抗血小板薬の作用機序（文献3より引用）
アスピリンは，COXを不可逆的に阻害することでTXA₂の産生を抑制し，血小板機能を阻害する．
チクロピジンとクロピドグレルはチエノピリジン誘導体と総称され，血小板膜のADP受容体P2Y₁₂へのADPの結合を阻害することによって抗血小板効果を発揮する．
シロスタゾールはPDE3を特異的に阻害して，血小板内サイクリックAMPを上昇させて血小板機能を抑制する．

AMP：adenosine monophosphate　　ADP：adenosine diphosphate
ATP：adenosine triphophate　　GMP：guanosine monophosphate
GDP：guanosine diphosphate　　GTP：guanosine triphosphate　　AC：adenylate cyclase
GC：guanylate cyclase　　PL：phospholipase　　AA：arachidonic acid
5-HT：5-Hydroxytryptamine　　COX：cyclooxygenase　　TXA₂：thromboxane A₂
PGI₂：prostaglandin I₂　　PDE：phosphodiesterase　　GPIIb/IIIa：glycoprotein IIb/IIIa

2）一次予防

　糖尿病では非糖尿病に比べて血管イベントが多いことから，1次予防の有効性が検討されてきましたが，その有効性は確立していません[14]．わが国で行われたJapanese Primary Prevention of Atherosclerosis with Aspirin for Diabetes（JPAD）試験では，アスピリン投与群で非投与群よりも血管イベントが20％低率でしたが有意な減少ではありませんでした[15]．65歳以上の高齢者のサブ解析ではアスピリンにより血管イベントが有意に減少し[15]，対象を限定すれば有効な可能性が示唆されましたが，JPAD試験終了後10年にわたる追跡が行われたJAPD2では高齢者においても心血管イベントの有意な低下が認められず，消化管出血リスクが増加しました[16]．また，日本人における低用量アスピリンの一次予防効果を検証したJapanese Primary Prevention Project（JPPP）の糖尿病患者群でも，心血管イベントの減少は認められませんでした[17]．わが国のガイ

ドラインでは，糖尿病患者への一次予防のための抗血小板薬の投与は推奨されないとなっていますが[18]，米国糖尿病学会では，50歳以上で大血管症の主要な危険因子をひとつ以上有する患者については，低用量アスピリンによる一次予防が考慮されるとなっています[19]．

3）出血合併症

　糖尿病では細小血管症を合併しやすいので出血合併症のリスクが高いと考えられています．また，高血糖は脳出血の予後不良の危険因子として知られています．糖尿病が，抗血小板療法中の出血合併症の危険因子であるかどうかは明らかとなっていませんが，わが国で行われたBleeding with Antithrombotic Therapy（BAT）研究では，非糖尿病患者に比べて糖尿病患者では，重篤・重症出血がやや高率でした[20]．出血合併症の観点からは，脳出血をはじめとする出血合併症を増加させないシロスタゾール[21]は糖尿病におけるアテローム血栓症の予防に有効性が高い薬剤と考えられています．

◆◆ 抗血小板薬抵抗性と糖尿病 ◆◆

　抗血小板療法を行っていても血管イベントの再発を防げない症例があることに関して「抗血小板薬抵抗性」という概念が注目されました．「抗血小板薬抵抗性」の定義，評価方法や臨床的意義は明らかではありませんが，抗血小板薬の薬効にもほかの薬剤と同様に個人差・多様性が認められます．糖尿病は抗血小板薬の有効性が低い要因のひとつに挙げられており[5〜10]，抗血小板効果とHbA1cに相関がみられたという報告もあります[10]．糖尿病において抗血小板薬の有効性が低下する機序としては，①血小板の代謝回転が亢進しているため抗血小板薬に曝露されていない産生直後の血小板の割合が高いこと，②炎症細胞によるTXA_2（thromboxane A_2）産生が亢進していること，③COX-1（cyclooxygenase-1）などの遺伝子多型と糖尿病が関連していること，④内皮傷害により血小板が活性化されやすいこと，などが示唆されています[5〜10]．

◆◆ 糖尿病における抗血小板療法のポイント ◆◆

　糖尿病に抗血小板療法を行う場合に最も重要なことは，血管イベントを抑制する効果が出血合併症の増加によって相殺されないような対象を選択して治療を行うことです．アテローム血栓症の再発予防の場合には，抗血小板薬の投与禁忌でなければ，抗血小板療法の適応があります．一方，1次予防の場合には，再発予防に比べて血管イベント発生率が低いため，危険因子のコントロール状態などからハイリスク症例を厳選し，出血リスクも評価して，抗血小板療法の適応を決定する必要があります．再発予防でも1次予防でも，頭蓋内出血の危険性が高い症例に抗血小板療法を行う場合には，血圧を厳格にコントロールすることが重要です．

　抗血小板療法を行っても血管イベントを発症してしまった場合に，抗血小板薬を増量したり併用したりすることが血管イベント抑制に有効であるかどうかは明らかとなっていません．一方，スタチンのように，抗炎症作用，脂質改善作用，内皮機能改善作用などをもつ薬剤の併用が有効な可能性は示唆されています[22,23]がそもそも糖尿病では，早期から厳格に危険因子を管理することによって，心血管イベントが減少することが知られています[24〜27]．日本人の2型糖尿病患者を対象としたJapan Diabetes Optimal Integrated Treatment study for 3 major risk factors of cardio-vascular diseases（J-DOIT3）でも，心血管イベントが従来治療に比べて強化療法で有意ではな

いものの19%減少し，危険因子での補正を行うと24%と有意に抑制され，中でも脳血管イベントが58%と有意に抑制されることが示されました[28]．抗血小板療法を行う場合にも抗血小板効果のみに注目するのではなく，血糖，血圧，脂質などを総合的に厳格に管理することが重要です．

（山崎昌子，内山真一郎）

文 献

1) Antithrombotic Trialists'（ATT）Collaboration : Aspirin in the primary and secondary prevention of vascular disease: collaborative meta-analysis of individual participant data from randomised trials. *Lancet*, **373** : 1849〜1860, 2009.
2) 日本脳卒中学会　脳卒中合同ガイドライン委員会編：脳梗塞慢性期　再発予防のための抗血小板療法．脳卒中治療ガイドライン2015．
http://www.jsts.gr.jp/quideline/103_109.pdf
3) 山崎昌子，内山真一郎：アテローム血栓症の予防．血栓と循環，**18** : 125〜130, 2010.
4) Harpaz, D., Gottlieb, S. et al. : Effects of aspirin treatment on survival in non-insulin-dependent diabetic patients with coronary artery disease. Israeli Bezafibrate Infarction Prevention Study Group. *Am J Med*, **105** : 494〜499, 1998.
5) Cerbone, A. M., Macarone-Palmieri, N. et al. : Diabetes, vascular complications and antiplatelet therapy : open problems. *Acta Diabetol*, **46** : 253〜261, 2009.
6) Grant, P. J. : Diabetes mellitus as a prothrombotic condition. *J Intern Med*, **262** : 157〜172, 2007.
7) Colwell, J. A., Nesto, R.W. : The platelet in diabetes. Focus on prevention of ischemic events. *Diabetes Care*, **26** : 2181〜2188, 2003.
8) Angiolillo, D. J. : Antiplatelet therapy in diabetes : efficacy and limitations of current treatment strategies and future directions. *Diabetes Care*, **32** : 531〜540, 2009.
9) Angiolillo, D. J., Suryadevara, S. : Aspirin and clopidogrel : efficacy and resistance in diabetes mellitus. *Best Pract Res Clin Endoclinol Metab*, **23** : 375〜388, 2009.
10) Manrique, C., Lastra, G. et al. : Aspirin and diabetes mellitus : revisiting and old player. *Ther Adv Cardio-vasc Dis*, **2** : 37〜42, 2008.
11) Bhatt, D.L., Marso, S.P. et al. : Amplified benefit of clopidogrel versus aspirin in patients with diabetes mellitus. *Am J Cardiol*, **90** : 625〜628, 2002.
12) Shinohara, Y., Gotoh, F. et al. : Antiplatelet cilostazol is beneficial in diabetic and/or hypertensive ischemic stroke patients. Subgroup analysis of the cilostazol stroke prevention study. *Cerebrovasc Dis*, **26** : 63〜70, 2008.
13) Shinohara, Y., Nishimaru, K. ; S-ACCESS study group : Sarpogrelate versus aspirin in secondary prevention of cerebral infarction : differential efficacy in diabetes? Subgroup analysis from S-ACCESS. *Stroke*, **40** : 2862〜2865, 2009.
14) De Berardis, G., Sacco, M. et al. : Aspirin for primary prevention of cardiovascular events in people with diabetes : meta-analysis of randomised controlled trials. *BMJ*, **339** : b4531, 2009.
15) Ogawa, H., Nakayama, M. et al. ; Japanese Primary Prevention of Atherosclerosis with Aspirin for Diabetes（JPAD）Trial Investigators. : Low-dose aspirin for primary prevention of atherosclerotic events in patients with type 2 diabetes : a randomized controlled traial. *JAMA*, **300** : 2134〜2141, 2008.
16) Saito, Y., Okada, S. et al. : Low-dose aspirin for primary prevention of cardiovascular events in patients with type 2 diabetes mellitus: 10-year follow-up of a randomized controlled trial. *Circulation*, **135** : 659〜670, 2017.
17) Ikeda, Y., Shimada, K. et al. : Low-dose aspirin for primary prevention of cardiovascular events in Japanese patients 60 years or older with atherosclerotic risk factors: a randomized clinical trial. *JAMA*, **312** : 2510〜2520, 2014.
18) 日本糖尿病学会編：糖尿病大血管症．糖尿病診療ガイドライン2016．南江堂，2016，pp263〜276．
19) American Diabetes Association: 9. Cardiovascular disease and risk management: Standards of medical care in diabetes-2018. *Diabetes Care*, **41**（Suppl 1）: S86-S104, 2018.
20) 豊田一則：糖尿病患者における抗血栓療法の出血リスク．月刊糖尿病，**2** : 72〜76, 2010.
21) Uchiyama, S., Demaerschalk, B.M. et al. : Stroke prevention by cilostazol in patients with atherothrombosis : meta-analysis of placebo-controlled randomized trials. *J Stroke Cerebrovasc Dis*, **18** : 482〜490, 2009.
22) Arca, M. : Atorvastatin efficacy in the prevention of cardiovascular events in patients with

diabetes mellitus and/or metabolic syndrome. *Drugs*, **67** : 43〜54, 2007.
23) Lee, S. W., Chun, K. J. et al. : Comparison of Triple antiplatelet therapy and dual antiplatelet therapy in patients at high risk of restenosis after drug-eluting stent implantation (from the DECLARE-DIABETES and-LONG Trials). *Am J Cardiol*, **105** : 168〜173, 2010.
24) Stratton, I. M., Cull, C. A. et al. : Additive effects of glycaemia and blood pressure exposure on risk of complications in type 2 diabetes: a prospective observational study (UKPDS 75). *Diabetologia*, **49** : 1761〜1769, 2006.
25) Gaede, P., Vedel, P. et al. : Multifactorial intervention and cardiovascular disease in patients with type 2 diabetes. *N Engl J Med*, **348** : 383〜393, 2003.
26) Gaede, P., Pedersen, O. : Intensive integrated therapy of type 2 diabetes. Implications for long-term prognosis. *Diabetes*, **53** : S39〜S47, 2004.
27) Steg, P. G., Bhatt, D. L. et al. : One-year cardiovascular event rates in outpatients with atherothrombosis. *JAMA*, **297** : 1197〜1206, 2007.
28) Ueki, K., Sasako, T., et al. : Effect of an intensified multifactorial intervention on cardiovascular outcomes and mortality in type 2 diabetes (J-DOIT3) : an open-label, randomised controlled trial. *Lancet Diabetes Endocrinol*, **5** : 951〜964, 2017.

他疾患・合併症

32 糖尿病透析患者の心理と心理的ケアのポイントについて教えてください

糖尿病も透析も強いストレス因子となって，患者の心理と行動に大きな影響を与えることがあります．糖尿病透析患者においてどのような問題がストレス因子として働くのか，そのときの患者の心理，どのような心理的ケアが可能なのかなどを考えてみましょう．

◆◆糖尿病透析患者の心理◆◆

1）糖尿病と透析患者の心理

PAID（The Problem Areas in Diabetes）質問表[1]には，糖尿病患者に特徴的な心理を質問する項目が記載されています（表1）．実際に，これらの項目のうち大多数はわたしたちが患者から聞く心理的苦痛に一致しています．この質問表は，患者の心理の数量的な把握に用いられるものですが，これらの項目を知っていることは，わたしたちが患者の心理を理解しようとするときにも有用です．また，透析患者の心理的苦痛やストレス因子については，日本でも多くの記述的研究が行われてきました．その結果は，表2のようにまとめることができると思います[2]．

表1，2に記載された項目は，実際に現れた現象を列記したものですが，これらがどのように生じるのかを次に述べようと思います．

2）糖尿病透析患者のストレス因子と心理に関する解説

a）疾病受容の特徴

一般に重症身体疾患は大きな「対象喪失」の原因になります．この対象喪失には，①健康の喪失（ときには命を失う恐怖を伴う），②家庭や社会での役割と立場の変化，③これらによって支えられてきた自尊心と自信の低下などが含まれます．

重症身体疾患患者の大多数はこの対象喪失に直面し，「適応」（①なんらかの対処方略の獲得，②ある程度楽観的な見通し，③なんらかの活動の再開）[3]の状態に至ります．この過程がいわゆる疾

表1 PAID 質問表の項目 （文献1より）

疾病および治療嫌悪	憂うつ，孤立感
・受け入れられない	・圧倒される
・目標達成の難しさ	・燃え尽きる
・食物を奪われた感覚	・他人の協力が必要
・食事への執着	・他人に理解されない
・エネルギーがなくなる感覚	
・合併症の苦痛	怒り
	・医療者への不満
恐怖	
・低血糖恐怖	
・合併症の恐怖	

表2 透析患者のストレス因子 （文献2より）

死の恐怖と健康の喪失
健康によって支えられていた自信の喪失
それまでの生活の変化
　・社会的役割や家族関係の変化
　・セルフケアの負担
　・医療による制約
　・治療関係から生じる苦痛
合併症の恐怖，苦痛
透析を死に至るまで続けなければならないこと

病受容のプロセスです．これに実証的な裏づけがあるわけではなく，とらわれることは誤りですが，考えかたのモデルとしては非常に有用でしょう．

　糖尿病や腎不全などの慢性重症身体疾患では，この疾病受容のプロセスが繰り返して生じます[4]．すなわち，いったん疾患に適応しても，長い経過のなかで，特に疾患の悪化，合併症の出現などのような疾患に関係する出来事が起こったとき，あるいは疾患とは関係のない患者個人としての強いストレス因子が加わったときに，それまで維持されてきた適応が破綻し，衝撃と強い疾病忌避感が再現することがあります．この場合も，大多数の患者はもう一度新しい状況に再適応していきます．慢性重症身体疾患患者の疾病受容のプロセスは直線的ではなく円環を形成していて，それが死まで持続するということもできます．この終わりのない円環は，それ自体が強いストレス因子になると考えられます．

　この円環状の疾病受容のプロセスから派生的に生じる心理もあります[4]．代表的なものは，「学習性無力」と「燃え尽き」の心理でしょう．学習性無力は，失敗体験を繰り返すことによって生じる自信の低下です．この心理は，セルフケアを十分に行うことができなかった患者にしばしばみられます．

　もうひとつの燃え尽きの心理は，自分が正しいと考えて長いあいだ努力してきたことが，予測した望ましい結果を生まなかったときに生じる心理です．患者は落胆し，抑うつ的になります．それとともに，自分のこれまでの闘病生活や生きかたそのものについても懐疑心が起こることがあります．強い困難に耐えて優等生的にセルフケアを行ってきた糖尿病透析患者に，それにもかかわらず重篤な合併症が発症したときなどに生じる患者の心理は，多くの場合この燃え尽きの心理です．

b）治療関係から生じるストレス因子と心理

　一般に，身体疾患の治療における医療者と患者の関係を「急性疾患モデル」の治療関係と「慢性疾患モデル」の治療関係に分けて考えることができます[5]．急性疾患モデルの治療関係は，患者が急性感染症で入院したような場合です．医療者は患者に説明し，同意を得て治療を行い，患者は医療者に従う立場に立ちます．

　これに対し，慢性疾患モデルの治療関係では，医療者と患者は協力し，責任を分かち合って治療を進めていきます．患者は主体性を尊重されますが，それと表裏の関係で，治療を進める責任の一部を担うことになります．具体的には，良好な治療アドヒアランス，特にセルフケアを維持することが患者の主な役割になります．このために，患者はさまざまな欲求を自制し，家庭や社会生活における役割と立場の変化，さらに生活全体の変更などを受け入れなければなりません．これらに伴う患者の負担や苦痛は，医療者が想像するよりもはるかに強く，慢性重症身体疾患患者において強いストレス因子になることがあります．

◆◆心理的ケア◆◆

1）心理的ケアの概略

　心理的ケアについては，紙面の都合から，概略を述べます．詳細は文献6, 7）をご参照ください．

　心理的ケアで重要なことは，次の3点にまとめられるでしょう．すなわち，①一般的な身体的ケアを丁寧に行うこと，②傾聴と理解，③指導と教育の工夫です．

2）傾聴と理解

　このうち，傾聴と理解ですが，これらは患者の話の聞き方です．①傾聴は「話を聞いてあげる」ことではなく，よい医療を提供するために患者の症状，苦痛，生活の制約，ニーズなどを「医療者が主体的に聞く」ことであり，さらに，②単に聞くのではなく，「患者の思いをできるだけ正確に理解しようと思って聞く」ことが重要です．このようにして，患者の症状，苦痛，生活の制約，ニーズなどを理解できれば，医療者と患者のあいだに次第に協力的な治療関係が生まれていきます．

3）指導と教育の工夫

　先に述べたように，慢性疾患モデルの治療関係では，医療者と患者が責任を分かち合い，協力して治療を進めていきます．このような治療関係をつくるために重要な役割を果たす医療者の姿勢と治療技法がエンパワーメント・アプローチです[8]．

　エンパワーメント・アプローチという言葉は多義的ですが，狭い意味では，患者のセルフケアレベルを高めるために用いられる医療者の姿勢と治療技法であり，「セルフケアに関する決定権を患者にゆずり渡すという医療者の態度」を意味します．具体的には，医療者が患者を指導・教育するのではなく，医療者は情報を提供して患者と話し合い，患者が自ら実行可能な課題を設定して行動を変えていくことを支援します．

　エンパワーメント・アプローチの「パワー」は，基本的には自己決定権を意味します．それとともにエンパワーメント・アプローチの結果として，患者は自分が適切なセルフケアをすることができるという自己効力感をもつようになり，全般的に低下していた自信を回復していくこともまれではありません．

　　　　　　　　　　　　　　　　　　　　　　　　　　　　　　　　　　　　（堀川直史）

文　献

1) Polonsky, W. H., Anderson, B. J. et al.: Assessment of diabetes-related distress. *Diabetes Care*, 18:754〜760, 1995.
2) 堀川直史：透析を受ける患者の心理とその特徴．臨床透析，24:1363〜1368, 2008.
3) 堀川直史：重症身体疾患患者（急性期）の心理的ケア．精神科治療学，26:367〜369, 2011.
4) 堀川直史：重症身体疾患患者（慢性期）の心理的ケア．精神科治療学，26:363〜366, 2011.
5) Szasz, T. S., Hollender, M. H.: A contribution to the philosophy of medicine; the basic models of the doctor-patient relationship. *AMA Arch Intern Med*, 97:585〜592, 1956.
6) 堀川直史：糖尿病透析患者の心理と対応．糖尿病診療マスター，15:670〜673, 2017.
7) 堀川直史：透析患者の喪失体験とグリーフケア．臨床透析，33:1317〜1324, 2017.
8) 堀川直史：支持的精神療法とエンパワーメント・アプローチ．精神科治療学，26:265〜270, 2011.

他疾患・合併症

33 糖尿病およびその治療薬と骨粗鬆症との関係について教えてください

　2型糖尿病を生活習慣病の代表的な疾患とすることに異論はないでしょう．生活習慣病は，遺伝的素因と健康にとって不適切な生活習慣の両者に基づいて発症する頻度の高い疾患（common disease）の総称です．高齢者で特に問題となる骨粗鬆症は，低骨密度とその他の骨折リスク（骨折しやすさ）で規定される疾患です．骨密度（あるいは骨量）は，身長と同じようにある程度まで遺伝的に規定されており，また，成長に伴う骨量の獲得には食事と運動という生活習慣が大きく影響することが知られています．さらに，成人後の運動や食生活も，骨密度のみならず骨折リスクに影響を及ぼします．これらのことから，骨粗鬆症は，まさに生活習慣病の範疇に属する疾患であることが理解できます．わが国における骨粗鬆症患者数は2011年で1,300万人と推定されており，今後も増加が見込まれることから，2型糖尿病と同様に国民にとって重要な健康問題となっています．

◆◆2型糖尿病の患者は骨折しやすい◆◆

　従来から，1型糖尿病では骨粗鬆症を生じやすく，骨折しやすいことが知られていました．2型糖尿病では非糖尿病対照者と比較して骨密度の低下を認めないことから，長らく骨折との関連性は考慮されてきませんでした．しかしながら，2001年にSchwartzらが前向き観察研究に基づいて，65歳以上の2型糖尿病の女性患者では大腿骨近位部や上腕骨の骨折頻度が高いことを報告して以来，2型糖尿病と骨粗鬆症との関連が注目されています．これまでの報告をまとめると，年齢，転倒や視覚障害など既知の骨折リスク因子と骨密度を考慮しても，2型糖尿病患者は骨折しやすいことが明らかにされています（図1）[1]．Schwartzらの報告では椎体骨折については糖尿病と非糖尿病群で有意差がないと結論されていますが，Yamamotoらの国内での横断的研究によると，2型糖尿病では男女ともに椎体骨折の頻度が高いことが報告されています[2]．血糖コントロールの程度と骨折との関連については，HbA1cが7.5%以上の患者群では，より良好な群と比べて骨折頻度が高いとされています．一方，低血糖は転倒の原因として骨折リスクを高めることが想定されますが，これまでのところ低血糖と骨折との関連は実証されていません．

　複数のメタ解析の結果から，2型糖尿病における大腿骨近位部骨折の相対リスクは，非糖尿病と比べて1.7倍程度とされています．また，2型糖尿病患者では非糖尿病者と比べて，骨折リスクが実際よりも著しく低く見積もられるため，診療にあたって注意が必要です．ただし，2型糖尿病であっても，非糖尿病者と同様に骨密度の低下は骨折のリスク上昇に寄与する（図1）ため，骨密度の評価をないがしろにすることはできません．

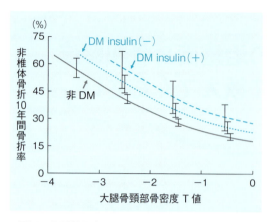

図1 2型糖尿病では同じ骨密度でも骨折しやすい
(文献1より)
女性2型糖尿病患者における大腿骨頸部骨密度と10年間の非椎体骨折率の相関を示す．骨密度が同等の非糖尿病群に比べて2型糖尿病群では骨折率が高い．また，インスリン使用の有無によっても骨折率が異なることから，2型糖尿病であってもその病状によって骨折率が異なることが推測される．男性においても同様の成績が報告されている．

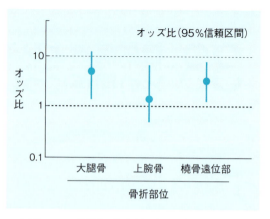

図2 チアゾリジン薬内服による骨折頻度の上昇
(文献3より)
UK-GPRD（UK general practice research database）から，2型糖尿病患者における骨折例と，対照群として非骨折例を抽出し，糖尿病治療薬ごとの骨折リスクのオッズ比が検討された．チアゾリジン薬においてのみ，全体の骨折リスク上昇との関連が認められた．骨折部位別では，チアゾリジン薬を8回以上処方された群において，大腿骨近位部骨折と橈骨遠位部骨折のリスク上昇が認められた．

◆◆糖尿病治療薬には骨代謝によい影響と悪い影響を及ぼすものがある◆◆

1）チアゾリジン薬

　糖尿病治療薬と骨折との関連を調査した臨床研究からは，ピオグリタゾンなどのチアゾリジン薬により骨折頻度が増えることが，多くの介入試験の事後解析や観察研究から明らかにされています（図2）[3]．海外の研究では，チアゾリジンは主に長管骨の骨折を増やすとされていますが，日本の研究ではチアゾリジンを投与中の閉経後2型糖尿病患者において，椎体骨折の有病率が高いと報告されています[4]．チアゾリジンと骨折との関連には性差はないとする報告もありますが，多くの研究では女性，特に閉経後女性で骨折頻度が高まるとされています．

　チアゾリジン薬は骨髄間質細胞に作用して，その脂肪細胞分化を促進する一方で，骨芽細胞分化を抑制することが知られています．その結果，骨形成が抑制されることにより骨密度低下や骨折が起こりやすくなると推測されています．

2）SGLT2阻害薬

　SGLT2の阻害はカルシウム・リン代謝に影響を及ぼす可能性が想定されています．実際に，SGLT2阻害薬の中には，臨床試験で骨折頻度を高める可能性が指摘されているものもあります．しかしながら，多くのSGLT2阻害薬に関するメタ解析では，骨折頻度の上昇は確認されていません[5]．

3）DPP-4阻害薬

　DPP-4阻害薬を用いたプラセボ対照の臨床試験における有害事象として報告された骨折事例を調査したメタ解析によると，DPP-4投与群では対照群に比べて骨折頻度が低いことが報告されて

います[6]．現段階では，DPP-4阻害薬と骨折頻度との関連は確立されたものとはいえないため，今後の臨床研究の集積が待たれます．

　マウスを用いた研究からは，インクレチン関連分子であるGLP-1とGIPは，骨代謝に対する直接的あるいは間接的な作用をもつことが明らかにされています[7,8]．そのため，DPP-4阻害薬によるインクレチン作用の増強は，臨床的にも骨になんらかの作用を及ぼす可能性があります．

◆◆糖尿病であっても骨粗鬆症治療薬は非糖尿病者と同様に有効である◆◆

　これまでの骨粗鬆症治療薬の臨床研究における2型糖尿病症例のみを抽出したサブ解析では，ビスホスホネート製剤であるアレンドロネートによる骨密度上昇効果は非糖尿病例と同等であるとされています[9]．また，デンマークの全国調査コホート研究では，ビスホスホネート製剤とエストロゲン受容体作動薬であるラロキシフェンによる骨折抑制効果は，1型糖尿病と2型糖尿病いずれの患者においても非糖尿病例と差がないことが報告されています[10]．したがって，糖尿病患者に対する骨粗鬆症対策は，非糖尿病に比べて早期からの実行が望ましいものの，その治療方法は同じでよいと考えられます．

（竹内靖博）

文献

1) Schwartz, A. V., Vittinghoff, E. et al. : Association of BMD and FRAX score with risk of fracture in older adults with type 2 diabetes. *JAMA*, **305** : 2184〜2192, 2011.
2) Yamamoto, M., Yamaguchi, T. et al. : Diabetic patients have an increased risk of vertebral fractures independent of BMD or diabetic complications. *J Bone Miner Res*, **24** : 702〜709, 2009.
3) Meier, C., Kraenzlin, M. E. et al. : Use of thiazolidinediones and fracture risk. *Arch Intern Med*, **168** : 820〜825, 2008.
4) Kanazawa, I., Yamaguchi, T. et al. : Relationship between treatments with insulin and oral hypoglycemic agents versus the presence of vertebral fractures in type 2 diabetes mellitus. *J Bone Miner Metab*, **28** : 554〜560, 2010. Epub 2010 Feb 23.
5) Ruanpeng, D., Ungprasert, P., et al. : Sodium-glucose cotransporter 2 (SGLT2) inhibitors and fracture risk in patients with type 2 diabetes mellitus: A meta-analysis. *Diabetes Metab Res Rev*, **33**(6). doi: 10.1002/dmrr.2903, 2017. Epub 2017 Jun 16. PMID: 28440590
6) Monami, M., Dicembrini, I. et al. : Dipeptidyl peptidase-4 inhibitors and bone fractures : a meta-analysis of randomized clinical trials. *Diabetes Care*, **34** : 2474〜2476, 2011.
7) Tamada, C., Yamada, Y. et al. : The murine glucagon-like peptide-1 receptor is essential for control of bone resorption. *Endocrinology*, **149** : 574〜579, 2008.
8) Tsukiyama, K., Yamada, Y. et al. : Gastric inhibitory polypeptide as an endogenous factor promoting new bone formation after food ingestion. *Mol Endocrinol*, **20** : 1644〜1651, 2006.
9) Keegen, T. H., Schwartz, A. V. et al. ; fracture intervention trial. : Effect of alendronate on bone mineral density and biochemical markers of bone turnover in type 2 diabetic women : the fracture intervention trial. *Diabetes Care*, **27** : 1547〜1553, 2004.
10) Vestergaard, P., Rejnmark, L. et al. : Are antiresorptive drugs effective against fractures in patients with diabetes? *Calcif Tissue Int*, **88** : 209〜214, 2011.

他疾患・合併症

34 糖尿病神経障害の新薬治療について教えてください

糖尿病神経障害は3大合併症のなかで最も早期に発症します．最も頻度の高い左右対称性の多発ニューロパチーの治療戦略について，国内外のエビデンスに基づきさらに日本の実臨床で実践可能であることに重点を置いてまとめます．

◆◆糖尿病神経障害の臨床像◆◆

糖尿病性多発ニューロパチーは発症初期には自覚症状は通常ありません．アキレス腱反射低下，内踝の振動覚低下，神経伝導検査所見上の異常などが検出されるのみの無症状の時期を数年経過した後に，両側足底の違和感（紙が張りついた感じなど），両足先のしびれなどの自覚症状が出現します．進行に伴いしびれの範囲は拡大し，しびれの程度も強まります．さらに進行すると，痛み，足の筋萎縮，立ちくらみなどの自律神経症状を伴うようになります．筋痙攣（こむら返り）をきたす例もあります．しかし，進行は非常に緩徐なため，しびれの範囲が膝を越えることはまれです．そのため，下肢の広範囲にしびれのある例では頸髄症，腰部脊柱管狭窄などを合併している可能性などを考える必要があります．また，手根管症候群の合併頻度も高く，発症初期からの手のしびれのある例では念頭に置く必要があります．理想的には年に1回は神経症状を総合的に評価します．

◆◆糖尿病神経障害の治療戦略◆◆

糖尿病性多発ニューロパチーの治療の目的は，神経障害の進行抑制療法と，しびれ，痛みなどの自覚症状緩和のための対症療法の2つに大別できます．進行抑制のための治療は全患者さんが対象になり，経過を通じて必要です．症状緩和の治療は，しびれや痛みが日常生活の支障になる比較的進行期の患者さんが対象になります（図）．

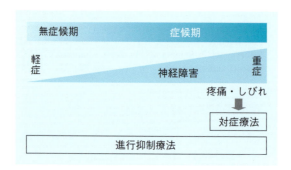

図　糖尿病性多発ニューロパチーの治療戦略

1）既存薬剤による治療の現状

糖尿病性多発ニューロパチーの進行抑制に関して強いエビデンスがあるのは，やはり厳格な血糖コントロールです[1]．また，いわゆる心血管リスク因子とされる高血圧，喫煙，脂質代謝異常などは，ニューロパチーのリスク因子であるともいわれています[2]．現時点でニューロパチーの進行抑制効果を認められ承認されている薬剤は，エパルレスタット（アルドース還元酵素阻害薬）のみです[3]．しかし，複数のアルドース還元酵素阻害薬の効果を検討したメタアナリシスではその有効性は示されていません[4]．

一方，症状緩和を目的とした薬剤で疼痛改善のエビデンスがあり，比較的使用しやすいのは，バルプロ酸，ガバペンチンなどの抗てんかん薬，ノルトリプチリン，アミトリプチリンなどの三環系抗うつ薬，デキストロメトルファン（NMDA受容体拮抗薬）です．アミトリプチリン以外はいずれも糖尿病神経障害や疼痛の適応がないことに留意が必要です．また，使用上の注意として，バルプロ酸の催奇性，三環系抗うつ薬の抗コリン作用があります．特に疼痛を有する進行期の糖尿病患者では自律神経障害を有していることが多く，抗コリン作用による起立性低血圧，尿閉が生じる可能性があります．デキストロメトルファンは疼痛に効果を証明されている用量（約400 mg/日）[5,6]が日本の最大用量（120 mg/日）より大幅に高いという問題点があります．モルヒネ，オキシコドン，トラマドールなどの麻薬性鎮痛薬も糖尿病神経障害の疼痛に関するエビデンスが蓄積されつつありますが，過鎮静，便秘，依存性などの副作用，長期使用による耐性などの問題から，現時点では適応になる患者さんはごく少数と考えられます．

2）新規薬剤の登場による今後の展望

糖尿病性多発ニューロパチーの進行を抑制する新規薬剤に関しては，残念ながら現時点で有望なものはありません．しかし，疼痛緩和の治療薬に関しては，最近，プレガバリン，デュロキセチンという2つの新しい選択肢が加わりました．両者とも神経障害性疼痛に関する複数のガイドラインにおいて高い推奨度を有する薬剤です[7,8]．プレガバリンは「末梢神経障害性疼痛」，デュロキセチンは「糖尿病性神経障害に伴う疼痛」の適応を有しています．

プレガバリンはCaチャネルα2δサブユニットへ結合し一次ニューロン終末からの興奮性神経伝達物質の放出を抑制することにより脊髄後角での過剰な興奮性を抑え鎮痛効果を発現します．薬物相互作用が少ないことが利点のひとつです．めまい感，眠気の副作用の頻度が高いため，少量から開始し漸増することでアドヒアランスが向上します．その他，末梢性浮腫なども頻度の高い副作用として報告されています．腎機能低下例では用量の調節が必要になります．デュロキセチンは中枢神経内のセロトニン・ノルアドレナリンの再取り込みを阻害することにより，脊髄における下行性疼痛抑制系を賦活し疼痛を抑制します．嘔気の副作用を生じることがあり，必要に応じ消化器官用薬を併用します．その他，眠気，倦怠感なども頻度の高い副作用として報告されています．中止時は急激な中断により不安・興奮などが生じることがあるため，漸減が必要です．高度腎機能障害への使用は禁忌です．また，プレガバリンには体重，デュロキセチンにはHbA1c値への影響が知られていますので，治療開始後に注意深い経過観察が必要です．

比較的新しい薬剤のため，副作用について詳しく言及しましたが，実臨床においては比較的使用しやすく，既存治療より高い効果の得られる症例を多く経験します．疼痛は慢性化により病態機序が複雑となり，難治化します．疼痛発現の初期から積極的に治療介入することが理想的と考えられ

ます．効果の高い薬剤の登場により，これまでより多くの患者さんに疼痛の緩和が得られる可能性があります．

　糖尿病神経障害の治療の概略，神経障害に伴う疼痛緩和の新規薬剤についてまとめました．進行期の糖尿病患者の疼痛に対する薬剤の選択肢が広がり，神経障害の治療は新たな局面を迎えています．多くの医療関係者にその存在が知られ，適切な使用が広がることで患者さんのQuality of Lifeが向上することが望まれます．

（三澤園子，桑原　聡）

文　献

1) The Diabetes Control and Complications Trial Research Group. : The effect of intensive treatment of diabetes on the development and progression of long-term complications in insulin-dependent diabetes mellitus. *N Engl J Med*, **329** : 977〜986, 1993.
2) Elliott, J., Tesfaye, S. et al.: Large-fiber dysfunction in diabetic peripheral neuropathy is predicted by cardiovascular risk factors. *Diabetes Care*, **32** : 1896〜1900, 2009.
3) Hotta, N., Akanuma, Y. et al. : Long-term clinical effects of epalrestat, an aldose reductase inhibitor, on diabetic peripheral neuropathy: the 3-year, multicenter, comparative Aldose Reductase Inhibitor-Diabetes Complications Trial. *Diabetes Care*, **29**(7) : 1538〜1544, 2006.
4) Chalk, C., Benstead, T. J. et al : Aldose reductase inhibitors for the treatment of diabetic polyneuropathy. *Cochrane Database Syst Rev* : CD004572, 2007.
5) Sang, C. N., Booher, S. et al. : Dextromethorphan and memantine in painful diabetic neuropathy and postherpetic neuralgia: efficacy and dose-response trials. *Anesthesiology*, **96** : 1053〜1061, 2002.
6) Nelson, K. A., Park, K. M. et al. : High-dose oral dextromethorphan versus placebo in painful diabetic neuropathy and postherpetic neuralgia. *Neurology*, **48** : 1212〜1218, 1997.
7) Habib, A. A., Brannagan, T. H. 3 rd. : Therapeutic strategies for diabetic neuropathy. *Curr Neurol Neurosci Rep*, **10**(2) : 92〜100, 2010.
8) Bril, V., England, J. et al. : Evidence-based guideline: Treatment of painful diabetic neuropathy. *Neurology*, **76** : 1758〜1765, 2011.

他疾患・合併症

35 Diabetic lipemia（糖尿病性脂血症）の病態と治療について教えてください

糖尿病に合併する脂質異常症の特徴は，高中性脂肪（TG）血症と低HDLコレステロール（HDL-C）血症です[1]．高血糖状態ではこの傾向は強くなり，空腹時の血清TG値が非常に高く1,000〜10,000 mg/dlまで上昇することがあります．血液中には，リポ蛋白ではカイロミクロンと超低比重リポ蛋白（VLDL）が増加しており，血清は白濁しています．この状態をDiabetic lipemiaと呼びます．Diabetic lipemiaの重篤な合併症である急性膵炎に十分に注意する必要があります．

◆◆ カイロミクロン，VLDLの代謝とLPL ◆◆

血液中には，さまざまな脂質組成をもつリポ蛋白が存在します．リポ蛋白は比重の違いによりカイロミクロン，VLDL，LDL，HDLの4つに分類します．カイロミクロンとVLDLは中性脂肪を多く含んでいます．

食事中の中性脂肪は膵臓の消化酵素により分解され，小腸から吸収されます（図）．小腸上皮細胞ではTGが再び合成され，アポ蛋白B-48とともにカイロミクロンとして分泌されます．カイロミクロンは血液中のHDLからアポ蛋白CやEを受け取り，毛細血管でLPLの作用により，レムナントへと代謝されていきます．正常ではカイロミクロンの半減期は数分です．このため，早朝空腹時に血中にカイロミクロンが存在すれば異常で，血清TG値はほとんど1,000 mg/dlを超えています．血清を冷蔵庫に一晩静置すると，クリーム層になったカイロミクロンが観察できます．VLDLはアポ蛋白B-100を含み肝臓から分泌され，LPLによって代謝されていきます．

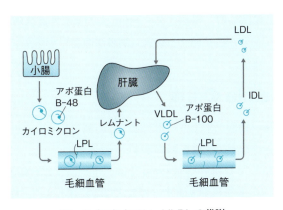

図　カイロミクロン，VLDLの代謝

◆◆Diabetic lipemia と糖尿病のコントロール状況◆◆

　Diabetic lipemia は糖尿病のコントロールが不良な高血糖状態で起こります．特にケトアシドーシスで Diabetic lipemia が起こることが多く，約 10% に合併していたという報告があります[2]．LPL はインスリンによって活性化されます．また，インスリンは肝臓での VLDL 産生に影響を及ぼしています[3]．高血糖状態では，インスリンの作用不足によって LPL の活性低下が起こり，肝臓へ遊離脂肪酸とブドウ糖が大量に流入するために VLDL の合成が亢進します．Diabetic lipemia では，カイロミクロンと VLDL の異化障害＋合成亢進により高 TG 血症が起こります．

◆◆糖尿病と高 TG 血症の遺伝素因◆◆

　Diabetic lipemia は糖尿病に加えて，高 TG 血症を起こしやすい素因をもつ人に起こることがあります[4]．LPL 変異を片親のみから受け継いだヘテロ接合体に糖尿病が加わると，高 TG 血症になることがあります[5]．これは高血糖になって VLDL の合成が亢進すると，正常の半分量の LPL では代謝が十分にまかなえないからです．

　また，アポ蛋白 E には遺伝的多型性がありますが，E4 をもつ患者では，E3 に比べて血清 TG 値が高いことが知られています．Shinozaki らは Diabetic lipemia になった E4/4 患者を報告しています[6]．なお，高 TG 血症による急性膵炎例でアポ E 多型には差がなかったという報告もあります[7]．

　脂質代謝にもともと異常がある原発性高 TG 血症にはいろいろな原因があります[8]．糖尿病のコントロールが改善しても高 TG 血症が持続する場合には，原発性高 TG 血症の合併を鑑別する必要があります．

◆◆Diabetic lipemia の合併症◆◆

　高カイロミクロン血症のために急性膵炎が起こることがあります．カイロミクロン中の TG が膵臓のリパーゼにより加水分解されて，大量の FFA が生じて障害を起こすため，あるいはカイロミクロンが毛細血管を閉塞して炎症を起こすためと考えられています．高 TG 血症は急性膵炎の原因の 4〜20% を占めています．逆に，急性膵炎患者では約 50% に高 TG 血症を認めます．特に TG が 1,000 mg/dl を超える状態では，急性膵炎の発症に注意する必要があります．

　Diabetic lipemia では，顔面や肘，臀部に 2〜3 mm 大の発疹性黄色腫が出現する場合があります．眼底検査では，網膜の血管が白く見える現象（網膜脂血症）が観察できます．こうした合併症は TG 値が下がると消退します．

◆◆Diabetic lipemia の治療◆◆

　基本は糖尿病の食事療法（摂取エネルギー量制限）と血糖コントロールの強化です．禁酒と，糖質を多く含むソフトドリンクなどの制限を勧めます．

　ケトアシドーシスを合併した Diabetic lipemia では，インスリン治療と補液が必要です．また，絶食にしてカイロミクロンの産生を抑えます．インスリンにより LPL が活性化され，カイロミクロンの代謝が是正され，血清 TG 値は速やかに低下してきます．いまのところ，血漿交換やヘパリ

ンの持続点滴の有用性は確立していません[9]．

血糖値がコントロールできた後でもTG値が高い場合は，薬物療法としてフィブラート薬やω-3脂肪酸を使用します．

（大久保　実）

文　献

1) Okubo, M., Murase, T. : Hypertriglyceridemia and low HDL cholesterol in Japanese patients with NIDDM. *Diabetes*, **45**(Suppl 3) : S123～S125, 1996.
2) Nair, S., Yadav, D. et al. : Association of diabetic ketoacidosis and acute pancreatitis: observations in 100 consecutive episodes of DKA. *Am J Gastroenterol*, **95** : 2795～2800, 2000.
3) Sparks, J. D., Sparks, C. E. et al. : Selective Hepatic Insulin Resistance, VLDL Overproduction, and Hypertriglyceridemia. *Arterioscler Thromb Vasc Biol*, **32** : 2104～2112, 2012.
4) Gotoda, T., Shirai, K. et al. : Diagnosis and management of type I and type V hyperlipoproteinemia. *J Atheroscler Thromb*, **19** : 1～12, 2012.
5) McLean, A. G., Petersons, C. J. et al. : Extreme diabetic lipaemia associated with a novel lipoprotein lipase gene mutation. *Clin Chim Acta*, **406** : 167～169, 2009.
6) Shinozaki, S., Itabashi, N. et al. : Diabetic lipemia with eruptive xanthomatosis in a lean young female with apolipoprotein E4/4. *Diabetes Res Clin Pract*, **70** : 183～192, 2005.
7) Coca-Prieto, I., Valdivielso, P. et al. : Lipoprotein lipase activity and mass, apolipoprotein C-II mass and polymorphisms of apolipoproteins E and A5 in subjects with prior acute hypertriglyceridaemic pancreatitis. *BMC Gastroenterol*, **9** : 46, 2009.
8) 大久保　実 : 高トリグリセライド血症．内科, **103** : 58～63, 2009.
9) Ewald, N., Hardt, P. D. et al. : Severe hypertriglyceridemia and pancreatitis : presentation and management. *Curr Opin Lipidol*, **20** : 497～504, 2009.

他疾患・合併症

36 糖尿病をもつ認知症の人へのケアについて教えてください

「認知症疾患治療ガイドライン2017」[1]では，認知症ないしアルツハイマー病の危険因子として，多くの研究から遺伝的危険因子，血管性危険因子，生活習慣関連因子（喫煙など），関連する疾患（メタボリック症候群，睡眠時無呼吸症候群，うつ病と双極性障害）などを挙げています．そのうちの血管性危険因子のひとつとして，糖尿病は，高血圧，脂質異常症とならんで挙げられています．同書において中年期の糖尿病は厳密な治療を要するとされていますので，中年期から糖尿病の予防あるいは治療・管理をしていくことが重要です．ただし，認知症は高齢者の有病率が高いため，個人の認知機能や生活に合わせて無理のない目標を設定していくことが望まれます．特に低血糖には注意していきましょう．

◆◆糖尿病をもつ認知症の人へのケア◆◆

ここからは，すでに認知症も糖尿病も発症している人へのケアという視点で述べます．認知症の症状を理解したうえで，糖尿病におけるさまざまな管理方法を考えていきます．

1）記憶障害

認知症は記憶の障害があり，アルツハイマー病の場合は早期から近時記憶（3〜4分前の記憶）が障害されます．したがって，"食事を食べた""インスリンを打った"という記憶も頭に留めておくことができなくなります．ここで大切なのは，忘れるのではなく記憶がなくなる，体験した事実が頭に残っていないということです．わたしたちは，忘れても思い出すことができますが，認知症の人にはその事実が記憶されないため，思い出すこともできません．したがって「食事を食べていないのではないか」「インスリンを打っていないのではないか」との不安が増大し，食事を何度も摂取したりインスリンを何回も打ってしまうなどの事態を起こす危険性があるのです．「ご飯食べたかしら？」と問われたときは，記憶を補うように優しく丁寧に「召し上がりましたよ」と伝えましょう．何度聞かれたとしても同じようにお話ししましょう．ただでさえ記憶がなく不安な状態にある人に対し，「さっき食べましたよ！」「何回も言いましたが！」など責めるような口調はつつしみましょう．認知症の人がイライラして「ご飯ももってこない！」などと言われたときは，安易におやつなどを提供するのではなく，まずその感情を受け止めましょう．「お腹すきましたね．急いで準備しますね」とお腹がすいてイライラしている感情を受け止めたうえで，わたしたちも準備をしていることをお伝えします．何度も言われたとしても，同じようにお話をします．こうした誠実な対応を繰り返すなかで，信頼関係が構築され，不安が軽減されることも少なくありません．

近時の記憶が障害されたとしても，手続き記憶（過去に技能として身につけている記憶）は比較的長く残っています．たとえば，自転車に乗る，ピアノを弾くなどです．長年糖尿病を患っている

人においては，認知症になったとしてもインスリン注射の手技は手続き記憶として残っている場合が多くあります．新しい単位を記憶することができなくても注射の手技自体はできるため，単位合わせは援助して，実際の注射はご自分で行ってもらうことも大切なケアです．

病状が進行すると長期記憶も障害されます．過去，どのように糖尿病のコントロールを頑張ってきたのかをうかがったり，注射のしかたを教えていただくふりをしつつ手技を確認するなど自尊心を保つケアも大切です．

2）見当識障害

見当識障害とは，時間・場所・人物がわからなくなることです．時間がわからないとなると，いつご飯を食べたのか，いつインスリンを打てばいいのかなどがわからないことになります．時計やカレンダーを置いたり，日頃の会話にも「朝のインスリンの時間ですよ」「そろそろ11時なので血糖値を測りましょう」など，日付や時間をさりげなく伝えていくとよいでしょう．「ここがどこだかわかりますか？」「わたしの名前覚えてますか？」などの質問は，答えられないことで自尊心を傷つけることもあるため避けたほうがよいでしょう．

3）失認・失行

失認とは「感覚機能に異常がないのに物体を認知できない障害」[1]です．たとえば，お箸を見てもそれが「箸」と認識できなくなります．したがって，この障害がある人は，インスリンや針，消毒綿を見てもそれが何であるかが理解できない可能性があります．その場合，「インスリンをどうぞ」と手渡したり，「ここに針がありますね」とさりげなく伝わるように支援しましょう．

失行とは「麻痺などがないにもかかわらず日常の習熟動作ができなくなる障害」[1]です．たとえば，箸を箸と認識できてもどのように使うのかわからなくなります．インスリン注射の使いかたや食事の食べかたがわからなくなってしまうのです．この場合は，身振り・動作などのお手本を見てもらいながら実施してもらうことも方法のひとつです．

4）その他の障害

認知症は記銘力が低下するため，新しいことを覚えるのは困難になります．いままでの生活習慣や血糖コントロールの方法を変更することは極力避けることが望ましいでしょう．また，計算力も低下するため，エネルギー量計算などが困難になります．計算するより，茶碗1杯など具体的に提示し，理解しやすく工夫することが必要です．

（上野優美）

文　献

1) 日本神経学会監修：認知症疾患治療ガイドライン2017．医学書院，2017，p118．
2) 櫻井　孝：認知症予防を考えた高齢者糖尿病の管理．プラクティス，33(5)：572〜574，2016．

他疾患・合併症

37 糖尿病透析予防指導管理料について，実際の取り組みも含めて教えてください

透析患者数が増加しているなか，その進展防止と透析導入数減少を目的として，平成24年4月より糖尿病透析予防指導管理料が認められました．平成20年の糖尿病足病変についての糖尿病合併症管理料に次いで，チームで行う糖尿病療養指導が保険上も認められたことは大変喜ばしいことです．

◆◆糖尿病透析予防指導管理料の概要◆◆

糖尿病合併症管理料は170点であったのに対し，糖尿病透析予防指導管理料は350点であったことも注目されています．平成28年度からは「糖尿病腎症重症化予防プログラム」も開始となり，腎症への取り組みが重要視されている現状を反映していると思われます．しかし，特定疾患治療管理料（診療所：225点，100床未満の病院：147点，100床以上200床未満の病院：87点），外来栄養食事指導料（初回260点，2回目以降200点）および集団栄養食事指導料（80点）は併算定できません．管理栄養士（非常勤でも可）が必須であるためか，算定は全国で診療所よりも病院で行われています．

算定には地方厚生局長等に届け出が必要です．日本糖尿病教育・看護学会や，日本病態栄養学会ではセミナーが行われています．そのほかにも，各地で独自の勉強会や研究会が行われているようです．積極的に参加し，他院での取り組みなどを参考にするとよいでしょう．なお，薬剤師や理学療法士は「設置されていることが望ましい」と表記され，チームに必須ではありません．上記要件を満たす医師，看護師，管理栄養士（医師か看護師・管理栄養士のどちらか一方が常勤）の3職

表 主な算定要件・施設基準

★算定要件
HbA1c（NGSP）が6.5%以上又は内服薬やインスリン製剤を使用している外来糖尿病患者であって，糖尿病性腎症第2期以上の患者（透析療法を行っている者を除く）に対し，透析予防診療チームが透析予防に関わる指導管理を行った場合に算定する．

★施設基準
(1) 以下から構成される透析予防診療チームが設置されていること．
　ア　糖尿病指導の経験（5年以上）を有する専任の医師
　イ　糖尿病指導の経験を有する専任の看護師又は保健師（2年以上）
　ウ　糖尿病指導の経験を有する専任の管理栄養士（5年以上）
(2) 糖尿病教室等を実施していること．
(3) 一年間に当該指導管理科を算定した患者の人数，状態の変化等について報告を行うこと．

(別紙様式３１)

糖尿病透析予防指導管理料に係る報告書

報告年月日： 　年　　月　　日

本指導管理料を算定した患者数 （期間：　　年４月～　　年３月）	①	名

①のうち，当該期間後の６月末日までにHbA1cが改善又は維持された者	②	名
①のうち，当該期間後の６月末日までに血中Cre又はeGFRが改善又は維持された者	③	名
①のうち，当該期間後の６月末日までに血圧が改善又は維持された者	④	名

HbA1cが改善又は維持が認められた者の割合
　　　　　　＝②／①　⑤　　　　　　％

Cre又はeGFRが改善又は維持が認められた者の割合
　　　　　　＝③／①　⑥　　　　　　％

血圧の改善又は維持が認められた者の割合
　　　　　　＝④／①　⑦　　　　　　％

［記載上の注意点］
1　「①」の「本管理料を算定した患者数」は，糖尿病透析予防指導管理料を算定した患者数を計上すること．
2　「②」から「④」の「改善又は維持が認められた者」については，初回に糖尿病透析予防指導管理料を算定した日の直近の検査値と，報告時直近の検査値を比べること．

図　糖尿病透析予防指導管理料に係る報告書

種が外来で同日に指導を行った場合に糖尿病透析予防指導管理料が算定できます．

指導の成果については毎年６月に地方厚生局（支）局長に報告を行うことが義務づけられていますが，報告書（図）は簡便なものです．

さらに，平成28年度からは腎不全症患者指導加算（100点）が新たに認定されました．eGFRが30 ml/分/1.73 m² 未満の患者に対し，専任の医師が患者に運動について指導した場合に加算できます．

◆◆始めるときに検討するべき項目◆◆

1）対象

どの医療機関でも腎症２期以上の患者全員を一斉に開始するのは困難でしょう．クレアチニンが上昇した４期のみにしぼる，病期は限定せず希望者を対象にするなど，どのような症例を対象とするのかを院内で話し合っておく必要があります．

2）指導体制

算定には，医師・看護師・管理栄養士の3職種が同席して指導を行う必要はありませんが，それぞれが同日に指導する必要があります．各職種の勤務体制を勘案した指導体制を検討しておきましょう．施設によっては来院時に毎回指導することが困難な場合もあるので，数カ月に1回算定する，数回シリーズを1クールとするなど工夫している施設もあります．

3）指導内容

専用の指導のためのテキストを作成してクリティカルパス化するなど，各職種の指導内容が共有できるシステムづくりが望ましいでしょう．腎臓内科がある施設では連携を取り，指導内容の検討が必要です．また，定期的に対象患者の症例検討会を設けると，より効果的な指導につながるでしょう．

4）指導料算定の事務手続き

指導開始にあたってはパンフレットを作成するなど，患者が戸惑わないように今後の指導方法の流れや管理料についてもあらかじめ説明し，患者の同意をとることが望ましいでしょう．医事科などとも話し合い，対象患者を明確に把握できるようにしておく必要があります．

5）効果判定と記録

年1度の報告内容は比較的簡単ですが，施設ごとに効果を判定する方法を確認しておきましょう．効果の報告義務は年1回ですが，特に初年度は半年程度で途中経過をまとめて効果を判定し，次回の指導の改善に役立てるとよいでしょう．

◆◆当院での取り組み◆◆

当院では，医師・看護師・管理栄養士・薬剤師・検査技師・事務より構成される院内小委員会を設置し，前述した各項目について検討したうえで指導を開始しました．委員会では糖尿病の透析予防について話し合うだけでなく，自然にほかの合併症管理や患者の生活・社会的な問題点，治療についての話し合いも活発になりました．糖尿病チームのつながりもより強固なものとなり，腎症のみならず総合的な患者指導のスキル向上にも大いに役立っています．

（調　進一郎）

他疾患・合併症

38 糖尿病患者における肺炎球菌ワクチンの接種について教えてください

糖尿病患者は感染症に罹患しやすいことから，肺炎球菌ワクチン接種を行ったほうがよいといわれていますが，実際には接種している割合は高くありません．実際にわれわれは医療従事者として，どのようなエビデンスを基に，どのように患者さんに情報提供していくべきか再考しましょう．

◆◆糖尿病患者さんは肺炎に罹患しやすいのでしょうか？◆◆

糖尿病患者は好中球の機能障害・貪食能の低下・T細胞免疫の低下などが原因となって，免疫が低下し，感染症に罹患しやすく，重症な感染症を引き起こしやすいといわれています．しかし，"DM hides location, bugs, severity!!" という格言があるように重篤な状態となっても症状が起きにくく，重症化してから気づかれることも少なくありません．

糖尿病患者では，感染症の罹患率は健常人と比べて約3.4倍になり，感染症で死亡する割合は14.3%，肺炎に限っていえば9.6%にも上るといわれています[1]．

肺炎を引き起こす病原菌としては肺炎球菌が全体の約33%を占めるといわれていますが，非糖尿病患者と比べて増加するという報告はありません．増加するものとしては黄色ブドウ球菌やグラム陰性桿菌が知られています．しかし，糖尿病患者では菌血症を合併して肺炎球菌性肺炎が重症化しやすいことが指摘されています．糖尿病患者の肺炎の死亡率に関する解析ではHbA1cの大きさは死亡率に対し影響がなく，糖尿病腎症と血管障害が死亡率に影響を及ぼしていることが報告されています[2〜4]．

◆◆糖尿病患者に肺炎球菌ワクチンは打つべきなのでしょうか？◆◆

肺炎球菌には莢膜と呼ばれる肺炎球菌の周囲を取り囲む膜が存在し，その種類は90種類以上に上ります．肺炎球菌感染症の予防にはこの莢膜抗原を主成分としたワクチンが用いられます．日本では，23種類の型を含んだ23価莢膜ポリサッカライドワクチン（PPV23）が最初に導入され，その後，7価結合型ワクチン（PCV7），13価結合型ワクチン（PCV13）が市販されるようになりました．PPV23はT細胞非依存性抗原であるのに対し，PCV7とPCV13は7種，13種と少数の型でありますが，T細胞依存性抗原であり，血清型特異IgG抗体産生の誘導が可能であることから，免疫の記憶が期待されています．2013年の日本の疫学調査では，PCV13では流行菌型の62.7%がカバーされていると報告されています．

米国では2011年に65歳以上の肺炎球菌ワクチンの接種率が60%程度でしたが，日本では累積使用量が65歳以上の人口の17.5%と非常に低い値となっていたことから，2014年10月か

ら65歳以上の成人への定期接種（PPV23のみ，PCV13は任意接種）が施行されることとなりました．

Maruyamaらの報告では高齢者介護施設入所者（平均年齢85歳）を対象に肺炎球菌ワクチンを接種し，肺炎・肺炎球菌性肺炎の発症および死亡について比較検討したところ，すべての肺炎に対する予防効果が認められ，肺炎球菌性肺炎の死亡率を有意に減少させる結果となっており，ワクチン接種の意義は大きいと考えられます．

糖尿病のワクチン接種については，ADA（米国糖尿病学会）のガイドラインによればエビデンスレベルC（不十分なコントロールまたは非コントロール試験から得られたエビデンスにより指示される）ですが，肺炎球菌ワクチンを2歳以上のすべての糖尿病患者に接種することが推奨されています．

また，日本の「成人市中肺炎診療ガイドライン2017（日本呼吸器学会）」においても，65歳以上の高齢者や基礎疾患を有する高リスク群（腎不全，呼吸器機能障害，HIV）に接種が推奨されています．糖尿病患者への明確な推奨の記載はありませんが，糖尿病患者もこれに準じると考えられます．「糖尿病診療ガイドライン2016（日本糖尿病学会）」には糖尿病患者への接種がステートメントとして推奨されています．

また，PPV23は抗体濃度が徐々に低下するため，免疫が低下しやすい患者では5年ごとの再接種が推奨されています．再接種については日本感染症学会から肺炎球菌ワクチンに関するガイドラインが出されていますが，糖尿病患者の再接種についての記載はありません．しかし，65歳以上の高齢者，慢性腎不全またはネフローゼ症候群の患者の記載があることから，糖尿病腎症をもつ患者では5年ごとの再接種は積極的に行うべきと考えます．

なお，糖尿病患者の肺炎球菌性肺炎の重症化リスク因子としては，65歳以上，糖尿病腎症の合併，糖尿病血管障害の合併，悪性腫瘍などの免疫が低下する疾患の合併などがあり，そのような患者ではワクチン接種が推奨されると考えます（図1）[5]．

今までは，PPV23を単に5年ごとに接種する方法がとられてきましたが，近年では，血清型特異IgG抗体産生の誘導が可能なPCV13の接種を行い，その後6カ月から4年以内にPPV23の任意接種を受け，その後5年ごとにPPV23を接種するという方法が注目されてきています．接種方法については，リスク因子なども考慮し，患者と相談することが望まれます．

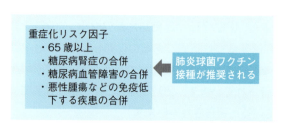

図1　糖尿病患者の肺炎球菌性肺炎の重症化リスク因子

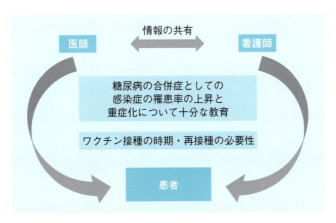

図2　ワクチン接種教育の全体像

◆◆肺炎球菌ワクチンについて，どのように教育・指導すればいいでしょうか？◆◆

　糖尿病患者がインフルエンザワクチンを接種することは普及してきていますが，肺炎球菌については，まだ医療者および患者の認識が低いようです．現在，糖尿病専門外来に通院している患者でさえ，肺炎球菌ワクチン接種率は高くありません．日本では，フットケアの教育は充実してきていますが，ワクチン接種についての教育は進んでいません．まずは糖尿病にかかわる医療従事者が，3大合併症だけでなく，突然患者の命を奪いかねない感染症について，日々の外来で説明することが大事でしょう．特に肺炎球菌性肺炎は重症化するため，急に命を落としうる危険な疾患であり，ワクチン接種が重要であるという認識を普及するべく患者教育を行うことが重要と考えます．また，接種した患者に対する接種時期の記録は非常に重要です．

　筆者らは糖尿病患者に渡す糖尿病連携手帳に肺炎球菌ワクチン接種を実施した年月日を追加し，医師の診察時だけでなく糖尿病看護外来でも患者にワクチン接種を推奨するように勧めています．5年経過時にはその患者の年齢・糖尿病の状態・合併症の状態をチェックし，再接種するか医師と相談することが重要です（**図2**）．

おわりに

　糖尿病患者は感染症に罹患すると重症化しやすい特徴があります．特に頻度が高い肺炎球菌についてはワクチン接種により死亡率を大幅に低下させられることから，医療従事者がより積極的にワクチン接種について情報提供し，接種を推奨していく必要があります．

（吉藤　歩）

文　献

1) 堀田　饒, 中村二郎・他：アンケート調査による日本人糖尿病の死因—1991〜2000 年の 10 年間, 18,385 名での検討—. 糖尿病, **50**(1)：47〜61, 2007.
2) Marrie, T. J. : Bacteraemic pneumococcal pneumonia : a continuously evolving disease. *J Infect*, **24** : 247〜255, 1992.
3) Butler, J. C., Breiman, R. F. et al. : Pneumococcal polysaccharide vaccine efficacy. An evaluation of current recommendations. *JAMA*, **270**(15) : 1826〜1831, 1993.
4) Kyaw, M. H., Rose, C. E. Jr. et al. : The influence of chronic illnesses on the incidence of invasive pneumococcal disease in adults. *J Infect Dis*, **192**(3) : 377〜386, 2005.
5) Maruyama, T., Taguchi, O. et al. : Efficacy of 23-valent pneumococcal vaccine in preventing pneumonia and improving survival in nursing home residents : double blind, randomised and placebo controlled trial. *BMJ*, **340** : c1004, 2010.

39 糖尿病性腎症病期分類の改訂とCKD重症度分類について教えてください

糖尿病性腎症は病期に応じて治療方針が異なるため，病期を正しく評価することが重要です．さらに，最近はアルブミン尿および腎機能低下と心血管疾患との密接な関連が明らかとなり，「心腎連関」という概念が注目されています．このような状況を受けて，日本糖尿病学会，日本腎臓学会，日本透析医学会および日本病態栄養学会による糖尿病性腎症合同委員会は予後（腎臓・心血管・総死亡）も勘案した新分類として，2014年1月に糖尿病性腎症の病期分類[1]を改

表1 糖尿病性腎症病期分類（改訂）注1（文献1，2より）

病期	尿蛋白（アルブミン）	GFR (ml/分) (Ccr)	病期	尿アルブミン値 (mg/gCr) あるいは 尿蛋白値 (g/gCr)	GFR (eGFR) (ml/分/1.73 m²)
第1期（腎症前期）	正常	正常 ときに高値	第1期（腎症前期）	正常アルブミン尿（30未満）	30以上 注2
第2期（早期腎症期）	微量アルブミン尿	正常 ときに高値	第2期（早期腎症期）	微量アルブミン尿（30〜299）注3	30以上
第3期A（顕性腎症前期）	持続性蛋白尿	ほぼ正常 (GFR(Ccr)60以下)	第3期（顕性腎症期）	顕性アルブミン尿（300以上）あるいは持続性蛋白尿（0.5以上）	30以上 注4
第3期B（顕性腎症後期）	持続性蛋白尿（1 g/日以上）	低下			
第4期（腎不全期）	持続性蛋白尿	著明低下（血清Cr上昇）	第4期（腎不全期）	問わない 注5	30未満
第5期（透析療法期）	透析療法中		第5期（透析療法期）	透析療法中	

改訂前　　　　　　　　　　　　　　　　　改訂後

注1：糖尿病性腎症は必ずしも第1期から順次第5期まで進行するものではない．本分類は，厚労省研究班の成績に基づき予後（腎，心血管，総死亡）を勘案した分類である（URL：http://mhlw-grants.niph.go.jp/, Wada T, Haneda M, Furuichi K, Babazono T, Yokoyama H, Iseki K, Araki SI, Ninomiya T, Hara S, Suzuki Y, Iwano M, Kusano E, Moriya T, Satoh H, Nakamura H, Shimizu M, Toyama T, Hara A, Makino H ; The Research Group of Diabetic Nephropathy, Ministry of Health, Labour, and Welfare of Japan. Clinical impact of albuminuria and glomerular filtration rate on renal and cardiovascular events, and all-cause mortality in Japanese patients with type 2 diabetes. Clin Exp Nephrol. 2013 Oct 17. [Epub ahead of print]）

注2：GFR 60 ml/分/1.73 m²未満の症例はCKDに該当し，糖尿病性腎症以外の原因が存在し得るため，他の腎臓病との鑑別診断が必要である．

注3：微量アルブミン尿を認めた症例では，糖尿病性腎症早期診断基準に従って鑑別診断を行った上で，早期腎症と診断する．

注4：顕性アルブミン尿の症例では，GFR 60 ml/分/1.73 m²未満からGFRの低下に伴い腎イベント（eGFRの半減，透析導入）が増加するため注意が必要である．

注5：GFR 30 ml/分/1.73 m²未満の症例は，尿アルブミン値あるいは尿蛋白値に拘わらず，腎不全期に分類される．しかし，特に正常アルブミン尿・微量アルブミン尿の場合は，糖尿病性腎症以外の腎臓病との鑑別診断が必要である．

【重要な注意事項】本表は糖尿病性腎症の病期分類であり，薬剤使用の目安を示した表ではない．糖尿病治療薬を含む薬剤特に腎排泄性薬剤の使用に当たっては，GFR等を勘案し，各薬剤の添付文書に従った使用が必要である．

（2013年12月 糖尿病性腎症合同委員会）

表2 糖尿病性腎症病期分類（改訂）とCKD重症度分類（文献1, 3より）

原疾患	尿蛋白区分		A1	A2	A3
糖尿病	尿アルブミン定量 (mg/日)		正常	微量アルブミン尿	顕性アルブミン尿
	尿アルブミン/Cr比 (mg/gCr)		30未満	30～299	300以上
高血圧 腎炎 多発性嚢胞腎 移植腎 不明 その他	尿蛋白定量 (g/日)		正常	軽度蛋白尿	高度蛋白尿
	尿蛋白/Cr比 (g/gCr)		0.15未満	0.15～0.49	0.50以上
GFR区分 (ml/分/1.73 m^2)	G1	正常または高値	≧90		
	G2	正常または軽度低下	60～89		
	G3a	軽度～中等度低下	45～59		
	G3b	中等度～高度低下	30～44		
	G4	高度低下	15～29		
	G5	末期腎不全（ESRD）	<15		

CKD重症度分類

	アルブミン尿区分	A1	A2	A3
	尿アルブミン定量 尿アルブミン/Cr比 (mg/gCr)	正常アルブミン尿 30未満	微量アルブミン尿 30～299	顕性アルブミン尿 300以上
	（尿蛋白定量） （尿蛋白/Cr比）(g/gCr)			（もしくは高度蛋白尿） （0.50以上）
GFR区分 (ml/分/1.73 m^2)	≧90 60～89 45～59 30～44	第1期 （腎症前期）	第2期 （早期腎症期）	第3期 （顕性腎症期）
	15～29 <15		第4期 （腎不全期）	
	（透析療法中）		第5期 （透析療法期）	

糖尿病性腎症病期分類（改訂）とCKD重症度分類との関係

訂しました．

◆◆糖尿病性腎症病期分類改訂のポイント◆◆

改訂のポイントは，①従来の第3期におけるAとB（顕性腎症前期・後期）の区分は行わず，第3期（顕性腎症期）として統合したこと，②尿アルブミン値の程度にかかわらず，GFR 30 ml/分/1.73 m^2 未満をすべて腎不全としたことです（表1）[1, 2]．

また，従来の病期分類で用いられていた糸球体濾過量（glomerular filtration rate：GFR）また

はクレアチニンクリアランス（Ccr）は，推算糸球体濾過量（estimated GFR：eGFR）を用いることに変更されています．

いずれの病期においても糖尿病性腎症以外の腎疾患との鑑別は重要ですが，特に第4期（腎不全期）で尿アルブミン値が正常あるいは微量アルブミン尿にとどまる場合は，糖尿病性腎症以外の腎疾患との鑑別が必要です．

◆◆糖尿病性腎症病期分類（改訂）とCKD重症度分類との関係◆◆

慢性腎臓病（chronic kidney disease：CKD）の概念やCKD重症度分類が臨床的に広く普及しているため，糖尿病性腎症の新分類とCKD重症度分類との対応表も新たに作成されました（**表2**）[1,3]．CKDの重症度分類[3]は，GFR区分（eGFR値に応じてG1（>90）～G5（<15）に分類）と尿蛋白区分（A1：正常，A2：微量アルブミン尿，A3：顕性アルブミン尿）をあわせて，死亡・末期腎不全・心血管死亡発症のリスクを評価するもので，eGFRが低いほど，そしてアルブミン尿の程度が顕著なほど死亡・末期腎不全・心血管死亡発症のリスクが高くなります．

糖尿病性腎症の新分類では，「心腎連関」の観点から予後（腎・心血管・総死亡）も勘案し，GFR区分およびアルブミン尿区分を設けることにより，CKD重症度分類と対応しています．

（利根淳仁，四方賢一）

文　献
1) 糖尿病性腎症合同委員会報告（2014年1月10日）．
   http://www.jds.or.jp/modules/important/index.php?page=article&storyid=46
   （日本糖尿病学会ホームページより引用）
2) 糖尿病性腎症に関する合同委員会報告．日腎会誌，44(1)：202，2002．
3) 日本腎臓学会編：CKD診療ガイド2012．東京医学社，2012．

他疾患・合併症

40 糖尿病患者の失明後のケアの方法について教えてください

視覚障害の原因疾患として糖尿病網膜症は現在第2位ですが，つい最近まで長いあいだトップの座を占めており，毎年3,500人以上の人が失明しています．糖尿病による視覚障害者は働き盛りに多く，この人たちが働けなくなることは，職場にとっても家族にとっても大きな打撃です．

続発緑内障や視神経症による大きな視野欠損がなければ，拡大読書器などの拡大鏡を使うと，多くの場合残存視力を利用できます．まったく見えなくなった人でも，音声パソコンを使用して仕事の継続が可能となった人が少なくありません．いったん離職すると再就職は難しいので，仕事に支障を生じた場合は，ただちに対応して離職を防ぎます．

◆◆視覚障害が現れたらリハビリ外来の受診を◆◆

目が不自由になって特に困ることは，歩行・移動，文字の読み書き，調理です．

視覚障害者の外出には，誘導，白杖，盲導犬による歩行があります．最も安全で手軽なのは誘導歩行です．外出する時にはガイドヘルパーに手伝ってもらいます．部屋のなかをひとりで移動するためには，伝い歩き，方向の取りかた，防御の姿勢のやりかたを身につけます（図1）[1]．機会をみて白杖歩行を学んでもらいます．仕事，買いもの，ゴミ捨てなどの外出には白杖歩行が必要だからです．盲導犬は，白杖歩行を学んだ体力のある人に勧められます．

読み書きのための器具には，拡大読書器や音声パソコンなどがあります．拡大読書器の拡大率は30〜40倍にもなり，この器具の下で文字を書くこともできます．音声パソコンは，たとえまったく見えなくなった人でも文字を書くことや活字文字の読み上げができます．このような器具の使用

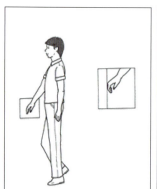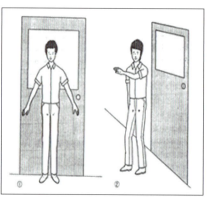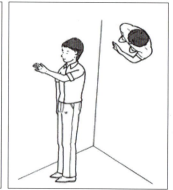

図1 伝い歩き（左），方向のとりかた（中），防御の姿勢（右）（文献1より）

によって，仕事の継続を可能にしています．

　食事をする際の配膳の位置関係は，「ご飯は8時の位置にあります」など時計の文字盤の位置（クロックポジション）で説明します．骨の多い魚は最初から骨を除いてもらいます．調味料は，定量ポットを使用するか，周囲の人にかけてもらうか，あるいは利用する分を皿に取り分けてもらいます．

　視覚障害リハビリ外来を受診して何かひとつでもできるようになると，患者は自信がつき元気になるといいます．ところが仕事の継続が困難になったときにどこに相談してよいかわからないため，仕事をやめてしまってからリハビリ外来を受診する人が少なくありません．もしも事前にカウンセリングや生活訓練が行われていたら，離職しないで済むと思われる人が少なくないので，視覚障害のために生活に支障が現われたら，リハビリ外来の受診が大切です．

◆◆発症したときから心のケアも◆◆

　目の不自由な人には，発症したときから心のケアは欠かせません．心のケアなしには何に対してもやる気が起こらないからです[2]．歩行や文字の読み書きなどの訓練は，心のケアと並行して実施します．

　視覚障害の精神的ショックから立ち直るのに役立つのは，時間をかけた傾聴です．いきなり「あれをして，これをして」と指示するのではなく，相手に関心と注意をはらって静かにその言葉を聴きます（傾聴）．相手と同じ気持ちになって（共感），相手の価値観や人生観を尊重します（受容）．傾聴のなかから障害者が立ち直りの道を見出すことも多いのです．

　視覚障害者のおよそ半数の人は，うつ病やうつ状態を経験しています（図2）．特に日常生活や仕事で困ったときに，うつ病やうつ状態になることが多く，このときに死を考える人が少なくありません[3]．

◆◆糖尿病治療での注意◆◆

　糖尿病による視覚障害者，なかでも女性は，うつ病やうつ状態になる頻度が高いので，心のケアが欠かせません．

　食事では，視覚障害によるつくりにくさ・食べにくさのため，食事バランスの乱れがないかを常にチェックします．腎症の合併も多いので，その対応も重要です．

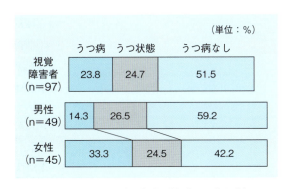

図2　目の不自由な人のうつ病の頻度（性別不明者3名）（文献3より）

運動は，ラジオ体操や自分流の運動が勧められます．家のまわりの散歩は，慣れるまで家族やガイドヘルパーに誘導してもらい，頭のなかに地図を描くこと（メンタルマップ）ができたら，自分ひとりで安全を確かめながら歩いてみます．

　薬は，種類をできるかぎり少なくし，一包化して間違いを防ぎます．インスリン注射は，ペン型注入器であれば，カチカチというクリック音で注入単位数を確かめることができるので，視覚障害者自身でも使用可能です．血糖測定には音声による自己測定器もありますので，利用するとよいでしょう．

（山田幸男，大石正夫，小島紀代子）

文　献

1) 山田幸男：歩行訓練．視覚障害者のリハビリテーション―とくに中途障害者の日常生活のために（山田幸男，小野賢治編）．日本メディカルセンター，1989，pp. 43～64.
2) トーマス・J・キャロル：全人格の再編．失明（松本征二監訳，樋口正純訳）．日本盲人福祉委員会，1977，pp. 140～142.
3) 山田幸男：うつ病，うつ状態．目の不自由な人の"こころのケア"―本当のこころの杖になるために―（山田幸男，大石正夫・他編著）．考古堂，2012，pp. 45～53.

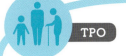

41 高齢者の血糖コントロールについて，留意すべき点を教えてください

「厳格な血糖コントロールが合併症予防に重要である」という事実は高齢者でも共通です．そもそも加齢に伴う変化は，女性における更年期を除けば連続的に徐々に進行するので，具体的な年齢をきって糖尿病の治療を明確に区別することはナンセンスです．しかし，「高齢者の糖尿病診療」に頻度の多い問題点として，「身体機能低下」「認知機能障害・認知症」「無自覚性低血糖」などがあり，これらの問題を有する患者では血糖コントロールの目標設定をより慎重に考えるべきです．

身体機能が低下している場合

「身体機能の低下」はさまざまな形で現れます．歯周病や義歯の不適合などによる嚥下咀嚼機能の低下や消化管機能低下は低栄養や，食事摂取エネルギー量の変動による血糖コントロール不安定の要因となります．加齢により，基礎代謝率は大きくは低下しませんが，活動時の消費エネルギー量は低下します．高齢になると，腰，下肢などの運動器に障害をもつことが多くなり，運動療法を積極的には勧められない場合もあります．それでも，それぞれの身体機能に見合った軽度の運動（散歩，ストレッチなど）は血糖コントロールの改善効果はあまりなくても，身体機能の維持や精神状態の改善に効果を示すと考えられています．

認知機能障害がある場合

「認知機能障害の有無」について配慮することも高齢者糖尿病患者では常に要求されます[1]．糖尿病による長期の高血糖は認知機能の低下に関連し，糖尿病患者では脳血管性およびアルツハイマー病の頻度が高いことが明らかになっています．一方，重症低血糖を起こすと認知症のリスクが明らかに上昇することも知られています．糖尿病治療の目標である患者のQOLを維持するという観点からも血糖コントロールを良好にし，認知機能の低下を防ぐ必要があります．逆に，認知症があると，生活習慣の改善やインスリン注射・内服遵守が困難となり，療養指導がますます難しくなります．このように糖尿病と認知症はお互いに影響し合う病態です．認知症の症状は記憶障害に代表される中核症状と，幻覚や妄想，徘徊などの介護上に障害となる周辺症状に分けられます．周辺症状は家族や医療者が正しく対応することで著しく改善することも多いので，これに適切に対応することが糖尿病療養指導のうえでとても重要です．認知機能障害や認知症があり，危険な低血糖を回避できない可能性があれば，現実的には血糖コントロール目標を緩和することになります．この場合でも，低血糖を起こさない範囲で，なるべく低めかつ安定したコントロールを模索することになります．

表　高齢者糖尿病治療における注意点

・糖尿病治療の原則は若年者と変わらない
・年齢ではなく，身体的・精神的な状態を評価し，個別対応が原則
・生活リズム，活動度を評価する
・認知機能・気分状態を評価する
・病歴が長く，網膜症などのある患者では「できるだけ厳格な血糖コントロール」が必要
・無自覚性低血糖に十分注意する

◆◆無自覚性低血糖がある場合◆◆

　高齢者糖尿病患者の治療では「無自覚性低血糖」にも十分な注意が必要です．糖尿病神経障害による自律神経機能障害や加齢による交感神経機能の障害があると血糖値が低下しても，「冷汗・動悸・振戦」などの交感神経刺激症状が出現しないことがあります[2]．通常では血糖値が 70 mg/d*l* を切ると交感神経緊張症状が出てきますが，これを感じないままさらに血糖が下がり，神経細胞のブドウ糖欠乏症状である意識障害が突然出現することがあります．実際には，まったく症状のない場合は予防のしようがありませんが，SU 薬やインスリン治療を行っていて「認知機能が急速に悪化したように感じる場合」は，夜間などの「無自覚性低血糖」が原因の可能性があるので，血糖コントロールを意識的に緩める必要があります．SU 薬は，高齢者では高用量（アマリール® 3 mg/日以上，グリミクロン® 80 mg/日以上）は原則として用いないようにします．作用時間の長いオイグルコン®／ダオニール®は近年使用が控えられる傾向になっています．高齢者であっても厳格な血糖コントロールを目指すべき患者ではインスリン治療をためらうべきではありませんが，この際も血糖自己測定を適切に用いて，低血糖の発見・予防に努めます．

おわりに

　高齢者糖尿病治療における注意点を表にまとめました．高齢者では，身体機能，認知機能，社会的背景など一人ひとりで大きく異なります．したがって，「低血糖を起こさない範囲で良好な血糖コントロールを達成する」ことを原則としながら，実現可能な目標を立てます．高齢者糖尿病患者でも，しっかりした治療を継続すれば正常高齢者と同様の寿命をまっとうできることはわれわれの調査でも明らかです[3]．一病息災を目指して一人ひとりの糖尿病患者に向かい合っていくことが大切です．

（駒津光久）

文　献

1) Araki, A. et al. : Low well-being, cognitive impairment and visual impairment associated with functional disabilities in elderly Japanese patients with diabetes mellitus. *Geriatr Gerontol Intern*, **4** : 15〜24, 2004.
2) Jaap, A.J. et al. : Perceived symptoms of hypoglycemia in elderly type 2 diabetic patients treated with insulin. *Diabet Med*, **15** : 398〜401, 1998.
3) Katakura, M. et al. : Normal mortality in the elderly with diabetes under strict glycemic and blood pressure control : outcome of 6-year prospective study. *Diabetes Res Clin Pract*, **78** : 108〜114, 2007.

42 災害時の糖尿病治療・糖尿病ケアへの対応は？ また，被災生活の長期化にどのように対処したらよいでしょうか

2011年3月11日に発生した東北地方太平洋沖地震（東日本大震災）とそれに伴う大津波により，多くの方が死亡・行方不明となったり，避難生活を余儀なくされました（図1）．地震，台風，洪水などの災害時に備えて，糖尿病患者さんも糖尿病手帳やお薬手帳，内服やインスリン自己注射セットをいつでも取り出せる場所に用意しておくなど，日頃の準備と知識が必要ですが，災害発生時に必ずしも必要なものが持ち出せない，あわててしまってどうしたらいいのかわからなくなってしまう，というのが現実です．まずは落ち着いて，身の安全を守り，正しい情報の入手に努めることが必要です．

情報の入手

あわてず，テレビ，ラジオ，カーナビ，ワンセグ対応携帯電話などで情報を入手します．糖尿病患者さんも医療スタッフも，もしインターネットが使用可能な状況であれば日本糖尿病学会[1]，日本糖尿病協会[2]，国立国際医療研究センター糖尿病情報センターのホームページ[3]などの関連サイトから詳細な情報が入手できます．特にインスリン分泌が枯渇しており，短時間のインスリン注射の中断が生命の危機をも生じる1型糖尿病患者さんにおいてはインスリンの入手方法の情報は重要です．特定非営利活動法人日本IDDMネットワーク[4]が公開している「1型糖尿病お役立ちマニュアル　part 3 災害対応編」では，低血糖・高血糖への対応，インスリン注射，必要な支援，災害時の心得などが示されており，患者さんと医療スタッフの双方に参考になる内容が掲載されています．

災害発生直後の糖尿病治療やケア

1）治療の継続

糖尿病治療の継続が望ましいことはいうまでもありませんが，発生直後は混乱のなか，内服やインスリン注射が困難な場合があります．内服薬のうち，α-グルコシダーゼ阻害薬，ビグアナイド薬，チアゾリジン誘導体などは休薬しても急に病態が悪化する危険は少ないので，患者さんにはあせらないように話します．SU薬や速効型インスリン分泌促進薬は食事量によって加減の必要がある場合があります．SGLT2阻害薬は脱水に注意が必要です．水分が十分にとれない状況であれば内服中止も検討します．インクレチン製剤は食事がとれる状況ならば通常どおり服用もしくは注射します．インスリン注射に関しては個人差があるため医療スタッフが個別に判断し，対応する必要があります．ただし1型糖尿病患者さんに関しては，インスリンが切れないよう，迅速にインスリン入手の手段を講じるなど速やかな対応が必要です．

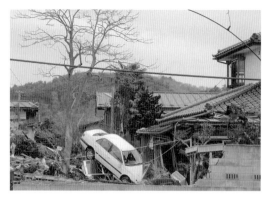
図1　宮城県東松島市の被害状況

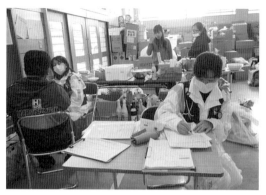
図2　避難所巡回診療

2）食事の注意

　糖尿病治療の基本は食事と運動ですが，災害発生直後は食べものが十分に調達できなかったり，避難所で配給があったとしても，パン，おにぎり，カップラーメンなどの炭水化物や塩分の多い食品ばかりで血糖や血圧の変動が大きくなることが予想されます．実際，わたしたちが東北地方太平洋沖地震後の避難所巡回診療を行った際に（図2），多くの糖尿病の人が「食べはじめても，いつ余震がくるか心配で，食べる気がしない」「昼は朝の残りを食べている」「夕食はお弁当が配られる．地震前に食べていた量より多いが，もったいないし，まわりの目もあるので，無理して全部食べている．仮設住宅に移れたら自炊して，もう少し食事の内容や量も調節できると思うけれど」と，食事療法の難しさを語っておられました．援助物資が届けられ，たんぱく質が豊富な食材や野菜が使えるようになれば，これらもバランスよくとること，また食事を残すのが心苦しいのであれば，家族何人かで分けあって食べる方法もあることを指導するとよいでしょう．

3）適度な運動

　避難所では，ひとり当たりに十分なスペースもなく，寒さや寝不足も相まって，特に高齢者は昼間でも寝ている時間が多くなりがちです．散歩や軽いストレッチなど，適度な運動は血糖コントロール，深部静脈血栓症予防，およびストレス解消に役立ちます．ただし，普段より少なめの食事で，避難所での軽作業や自宅の片付けを行うと，低血糖になることもありますので注意が必要です．なお，東北地方太平洋沖地震では，自宅の片付けやがれきの撤去作業の際の釘の踏み抜きや粉塵の吸い込みが問題となっていました．運動にしろ，片付けにしろ，底の厚い履物とマスクの着用をお勧めします．

4）その他の注意

　一般に避難所のような狭い場所に大勢の人が暮らす環境では，感染症の流行が問題となり，うがいや手洗いによる予防対策が重要です．また水分摂取に対する注意も必要です．避難所のトイレは設置場所が遠かったり，衛生的な環境でないことがあり，「なるべくトイレに行く回数を減らすため，水分はとらないようにしている」という方も多いのが現状です．脱水予防のためにも，十分な水分摂取を心がけるようお話しする必要があります．

◆◆ 被災生活の長期化 ◆◆

　被災生活が長期化すると，心身の疲労が蓄積します．不眠や肉体的・精神的ストレスにより血糖値が上がったり，逆に食欲低下により下がったりするため，血糖値が不安定になります．災害により大切な人や物を失った人たちにとって，その悲しみ，寂しさは計り知れないものがあります．一般に災害後の心とからだの変化として，災害直後はショックにより茫然自失となり，その後被災者が復興に向けて一丸となり，一時的に積極的な気分になりますが，混乱が収まりはじめ，被害や復旧の格差が出始めると，無力感や疲労感が高くなり，取り残された人は虚脱感，怒り，うつ気分などが出てきます．つらくなったときには，まわりの人に自分の気持ちを話すように促し，また必要な場合は早めに専門家に相談できるよう相談先を伝えてあげることも大切です．

　災害発生時は，可能であれば主治医と連絡をとり指示を仰ぐ，状況が安定すればなるべく早く医療機関を受診する，というのが理想です．しかしながら，いままでの多くの災害がそうであったように，今回の東北地方太平洋沖地震でもまた，かかりつけ医自身も死亡か行方不明，クリニックや基幹病院が壊滅的被害を受け診療不能，という状況がありました．もしものときの対応を普段から主治医とよく話し合っておく，しばらくは医療が受けられる環境にはないかもしれないので，自分の身は自分で守るという心の準備と医薬品の備えも必要だと考えます．

〈岸本美也子〉

参考ホームページ

1) 日本糖尿病学会．http://www.jds.or.jp/
2) 日本糖尿病協会．http://www.nittokyo.or.jp/
3) 国立国際医療研究センター　糖尿病情報センター．http://dmic.ncgm.go.jp/
4) 特定非営利活動法人　日本IDDMネットワーク．http://japan-iddm.net/

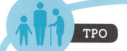

43 糖尿病をもつ女性が挙児を希望する場合の注意点はなんでしょう

糖尿病人口の増加と最近の女性の晩婚化・晩産化により，糖代謝異常合併妊娠の頻度は増しています．糖代謝異常合併妊婦では，妊娠中の血糖コントロールが不良な場合，母児にさまざまな合併症が起こります（**表1**）．このため，糖尿病をもつ女性が挙児を希望する場合は，計画妊娠を行い，妊娠中も厳格な血糖コントロールが必要です．

◆◆ 血糖コントロール ◆◆

器官形成期である妊娠初期の血糖コントロールが不良であると，児の形態異常の発生が高率となります．妊娠がわかってから血糖をコントロールしても間に合わないことがあり，妊娠前から血糖管理を行わなければなりません．妊娠前の血糖コントロールの目標は，HbA1c 6.5％未満です（**表2**）．2型糖尿病の場合も，食事療法で血糖コントロールが不十分な場合は，インスリン療法が必要です．経口血糖降下薬のヒトでの胎児催奇形性は明らかではありませんが，胎盤通過性，乳汁移行性により児に低血糖を起こす可能性があります．このため，経口血糖降下薬を使用している場合は妊娠前にインスリン療法への切り換えを行います．

また，妊娠中の血糖コントロールが悪い場合は，母体の高血糖が胎児の膵ラ氏島を刺激し，胎児の高インスリン血症を引き起こし，巨大児，新生児低血糖症の原因となります．また，胎児の臓器未成熟が原因で呼吸障害，高ビリルビン血症，低カルシウム血症，多血症などが発症します．このような児の合併症予防のため，妊娠中の血糖コントロールの目標は正常血糖であり，HbA1c 6.2％未満，グリコアルブミン 15.8％未満，食前血糖 70〜100 mg/dl，食後2時間血糖 120 mg/dl 未満です．

摂取エネルギー量は標準体重［身長(m)^2×22］×30 kcal に妊娠時に必要な付加量を加えます．しかし付加量については明確なエビデンスがなく，実際には母体の体重増加，胎児の発育状況，血糖コントロール状況などをみながら付加量を決定しています．また，食後高血糖と食前飢餓によるケトーシスを予防するために6回分食や眠前の乳製品の補食など，食事摂取のしかたにも工夫が必要です．

食事療法で目標コントロールが達成されない場合，インスリン療法が必要となります．特に妊娠中期以降は胎盤からのホルモンやサイトカインの影響によりインスリン抵抗性が増し，妊娠初期にはインスリン療法が必要でなかった人もインスリン療法が必要になることがあり，もともとインスリン療法を行っていた人は必要インスリン量が増加します．

インスリン投与方法は，患者さんの生活パターンや血糖変動に合わせて選択しますが，厳格なコントロールを必要とする妊娠中は強化インスリン療法（4回法，持続皮下インスリン注入療法な

表1 糖代謝能異常合併妊娠の母児合併症

1. 母体合併症
   ① 糖尿病合併症
      糖尿病網膜症の悪化
      糖尿病腎症の悪化
      糖尿病性ケトアシドーシス
      低血糖（インスリン使用時）
   ② 産科的合併症
      流産
      早産
      妊娠高血圧症候群
      羊水過多症
      巨大児に基づく難産

2. 胎児・新生児合併症
   ① 周産期合併症
      形態異常
      巨大児
      巨大児に伴う難産による分娩損傷
      胎児発育遅延
      胎児機能不全, 胎児死亡
      新生児低血糖症
      新生児高ビリルビン血症
      新生児低カルシウム血症
      新生児呼吸窮迫症候群
      新生児多血症
      肥大型心筋症
   ② 成長期合併症
      糖尿病
      肥満

表2 糖代謝異常合併女性の妊娠に適した状態

血糖コントロール
・HbA1c 6.5%未満
網膜症
・網膜症なし
・福田分類の良性網膜症に安定
腎症
・腎症第1期（腎症前期）
・腎症第2期（早期腎症期）

ど）を行うことが多くなります．使用するインスリン製剤は各製剤の利点や問題点を理解しインフォームドコンセントを行ったうえで選択します．

また，厳格な血糖コントロールを達成するため，頻回（1日3〜7回）の血糖自己測定を行い，インスリン量の調節を行います．

分娩後はインスリン需要量が急激に低下するため，すみやかに妊娠前のインスリン量に戻します．

◆◆糖尿病合併症の管理◆◆

妊娠中は，循環血漿量増加などが負荷となり，細小血管障害である網膜症や腎症の悪化がみられることがあります．特に，罹病期間が長く，妊娠後に急激な血糖コントロールを行った場合，網膜症が発症・悪化しやすいので注意が必要です．

このため，糖尿病網膜症については，網膜症のない場合または単純網膜症の場合が妊娠に適しています（表2）．増殖前網膜症，または増殖網膜症を有する場合は，妊娠前に光凝固法など眼科で治療を行い，眼底所見が安定するまでは避妊を指導します．妊娠中は網膜症がない場合は，妊娠初期，中期，後期の3回，網膜症がある場合は，その程度に応じて眼科受診を行います．

また，糖尿病腎症などの血管合併症を有する場合は，子宮内胎児発育遅延や妊娠高血圧症候群などが高率に起きます．糖尿病腎症に関しては，腎症第1期（腎症前期）または第2期（早期腎症期）であることが望ましいとされています（表2）．腎症に対して，アンジオテンシン変換酵素

(ACE) 阻害薬とアンジオテンシンⅡ受容体拮抗薬 (ARB) がしばしば使用されますが，ACE 阻害薬，ARB には催奇形性，胎児毒性が疑われます[1〜3]．腎症がある場合，これらを使用し腎症が改善後中止し妊娠することが理想と考えられますが，確実に避妊ができず予期しない妊娠も多いため，挙児希望のある患者さんへの ACE 阻害薬，ARB 投与は慎重にすべきと考えます．

(柳沢慶香)

文　献

1) Duminy, P. C., Burger, P. D. : Fetal abnormality associated with the use of captopril during pregnancy. *S Afr Med J*, **60** : 805, 1981.
2) Saji, H., Yamanaka, M. et al. : Losartan and fetal toxic effects. *Lancet*, **357** : 363, 2001.
3) Cooper, W. O., Hernandez-Diaz, S. et al. : Major congenital malformations after first-trimester exposure to ACE inhibitors. *N Engl J Med*, **354** : 2443〜2451, 2006.

44 時差のある場所に旅行する際のインスリン注射のタイミングについて教えてください

安全に旅行を楽しむためには，事前から適切な準備を行うことが重要です．インスリン治療中の患者さんが時差のある地域へ旅行する場合には，注射のタイミングやインスリン量を調節する必要があります．そのため，患者さんには旅行が決まったら早めに主治医に知らせるよう伝えます．

◆◆旅行前の準備◆◆

旅行前には，旅行のスケジュールすなわち出発時間や飛行時間，機内での食事時間，また糖尿病食などの取り扱いがあるかなどを確認し，食事のとりかた，インスリンのタイミング・量を決めます．時差が5時間以内の地域への旅行の際には，従来どおりの注射方法で大丈夫です．しかし時差が5時間以上，もしくは8時間以上の移動時間を要する場合は，調節が必要となります．飛行中は天候などの影響を受け食事時間が変わりやすいため，速効型インスリンを使用中の場合も30分前ではなく食事が準備されたことを確認してから注射します．

旅行中は血糖値の変動が大きくなるため，普段頻繁に血糖測定をしていない患者さんでもこまめに測定を行う必要があります．また，血糖値や食事量，活動量に応じてインスリン量を1～2単位増減してコントロールするよう指導します．

◆◆時差のある地域へ旅行する際のインスリン調節◆◆

1）中間型もしくは持効型溶解インスリンの1日1回注射の場合

1日20単位以下のインスリンを1日1回注射している場合，以下の調節方法が一般的に用いられています．以下の式を用いて1日が短くなる東行き飛行では少なめに，長くなる西行き飛行では多めにします[1]．

東行き：通常のインスリン量×（1－時差／24時間）
西行き：通常のインスリン量×（1＋時差／24時間）

持効型溶解インスリンの場合は次の調節のほうが容易かもしれません．持効型溶解インスリンは飛行時間を十分にカバーするので，到着地でも日本での注射時間に合わせて打つようにすれば，単位を変更せず使用できます（図1）．時差によっては注射時間が現地時間の夜中になる場合もあり，その場合は出発数日前から1～2時間ずつ注射時間をずらして現地時間で注射するのにちょうどいい時間に合わせておきます．短期の滞在であれば，滞在地でも日本の注射時間で続け，帰国後はいつもの時間に注射すればよいので難しくありません．長期の滞在の場合は現地の時間に修正します．たとえば22時に注射している場合は日本での注射時間に通常の1/2量を注射し，現地の22

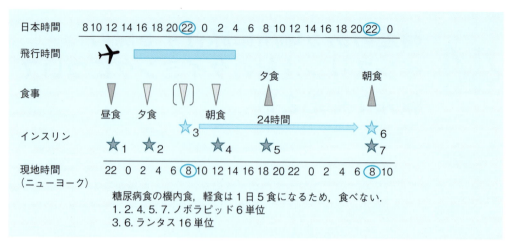

図1 日本の注射時間で続ける場合

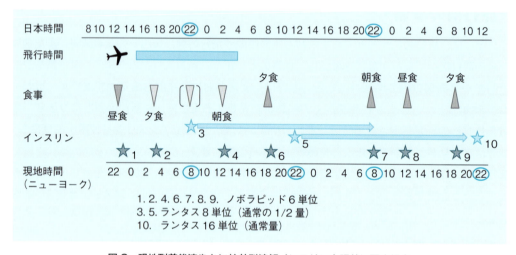

図2 現地到着後速やかに持効型溶解インスリンを眠前に戻す場合

時に残りの1/2量を注射すると翌日から通常の打ち方に戻すことができます（**図2**）[2]．この間，インスリンが不足する時間帯がありますので，血糖測定とインスリンの調節をこまめにしておきます．また，トレシーバ（一般名：インスリン デグルデグ）は注射タイミングを必要時には注射時間の前後8時間以内の範囲で変更可能[3,4]であるため，この時間内で現地時間の適切な時間に注射し，帰国後は日本での注射時間に戻すことで対応できます．

2）Basal-bolus法による1日の4回注射の場合

　基礎インスリンの調節は1）を参考に，追加インスリンは日本での注射時間と関係なく食前に打ちます．出発当日の朝から機内，到着時での就寝時までにインスリンの効果時間も勘案してどのように食事をとるか決め，それに合わせて日頃注射している速効型もしくは超速効型インスリンの平均した1回量を各食前に注射します．食事時間ごとにインスリン量が大きく違う場合は別途配慮が必要です．

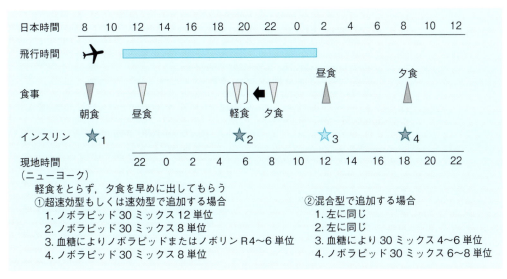

図3 混合型注射の場合

3）混合型インスリン1日2回注射の場合

　西行きの場合，時差により回数の増えた食事に対し，食事をとるタイミングを決めたうえで血糖値を測定しながら普段の総インスリン量の4分の1量を目安に速効型か超速効型インスリンで対応します（図3①）[5]．また，中間型インスリンの影響を十分考慮し調節する必要がありますが，混合型インスリン1種類のみで対応することも可能です．増えた食事の分，上記と同様にして追加のインスリン量を決め，混合型インスリンを注射します（図3②）．

　2回注射では管理が難しいケースでは，旅行前に超速効型と持効型溶解インスリンの強化療法に切り替えておくのもよい方法です．混合製剤より，血糖値に応じた単位調節や追加投与などの対応がしやすいというメリットがあります．

　出発時間，飛行時間，時差，使用中のインスリンの種類や量，血糖コントロール状態，患者さんの管理能力などにより，海外旅行におけるインスリンの調節方法はさまざまです．上記は例にすぎませんので，患者さんにあった方法を選択してください．旅行中は低血糖と著しい高血糖を避けることが第一目標となります．医師，看護師，栄養士など医療スタッフがチームを組み，患者さんの旅行スケジュールに合った食事やインスリンの指導，旅行中の携帯品や機内・現地での注意点について情報提供を行うことが，患者さんの海外旅行の成功への第一歩となります．インスリンを上手に調節しながら安全に旅行ができれば，その後の患者さんの療養への自信にもつながります．適切なアドバイスができるようにわたしたち医療スタッフも十分準備をしておきたいものです．

（金子由梨）

文　献

1) 大越裕文，佐々木　敬：糖尿病患者の海外旅行注意点．成人病と生活習慣病，36：845〜849，2006．
2) Chandran, M., Edelman, S. V. : Have Insulin, Will Fly : Diabetes Management During Air

Travel and Time Zone Adjustment Strategies. *Clinical Diabetes*, **21** : 82〜85, 2003.
3) Mathieu, C., Hollander, P. et al. : Efficacy and Safety of Insulin Degludec in a Flexible Dosing Regimen vs Insulin Glargine in Patients With Type 1 Diabetes (BEGIN: Flex T1) : A 26-Week Randomized, Treat-to-Target Trial With a 26-Week Extension. *J Clin Endocrinol Metab*, **98** : 1154〜1162, 2013.
4) Kadowaki, T. Jinnouchi, H., et al. : Efficacy and safety of once-daily insulindegludec dosed flexibly at convenient timesvs fixed dosing at the same time each day ina Japanese cohort with type 2 diabetes: Arandomized, 26-week, treat-to-target trial. *J Diabetes Investig*, **7** (5) : 711〜717, 2016.
5) 染谷泰寿, 横山淳一・他：糖尿病患者の安全な海外旅行. *Diabetes Frontier*, **14** : 204〜208, 2003.

45 食待ち検査時のインスリンや血糖降下薬の使用法について教えてください

現在使用している薬剤の特徴（作用機序・代謝）・腎機能（インスリン分解）・肝機能（絶食時の糖放出力）・インスリン依存状態の4つを組み合わせて考えます．検査時間は短いので，良好なコントロールというより「安全なコントロール」を目指します．（ただし，PET時はより良好に調整します.）

本稿では，検査が「外来施行」で「朝食禁」ないし「朝食延（延食）」の例を基本として述べます．以下はあくまで血糖コントロールが良好である場合を想定して述べていますので，各症例の血糖コントロール状態や薬剤併用状態に合わせて適宜変更・調整して下さい．また，食待ちには「朝昼禁食」・「昼食待ち」などもありますが，以下の内容を応用して施行してください．

ピットフォールは高齢者です．高齢者の腎機能はクレアチニン（Cr）の値だけでは単純に判断できないことが多く，低血糖にならないこと・著明な高血糖にならないことを念頭に置きます．

必要なら検査後に血糖を再度整えるという程度に考えて，まずは必要な検査の無事遂行に努めましょう．一時的な高血糖については，許容範囲で飲水をしてもらい，脱水にならないように留意します．

◆◆ 経口剤のみの投与例 ◆◆

インスリン非依存状態の例になりますので単純です．

すべての糖尿病関連薬剤は，「検査当日朝から検査終了後食事再開まで中止」が基本です．

検査前に食事内容の変更により摂取エネルギーが減る場合（例：大腸内視鏡検査など），インスリン分泌促進薬は食事変更時から中止あるいは減量です．検査食エネルギー量が指示エネルギー量の5～8割なら半量へ，4割以下なら中止します．なお，検査後食欲低下を生じる可能性がある場合は，食事開始初回は食前指示の内服薬でも「食直後内服」とし，摂食量で調整が無難です．

1）スルフォニル尿素（SU）薬・速効型インスリン分泌促進薬

SU薬は朝夕ないし朝1回で投与されていることがほとんどです．

基本は「当日の朝から検査終了・食事再開まで中止」です．

腎機能低下例では，前日夕は中止，朝1回投与の場合は前日朝のSU薬は半量にします．高齢・腎機能低下がなくても朝食前血糖100 mg/dl 未満が通常である場合や肝機能低下がある場合（肝硬変合併例など）は，夕分は減量ないし中止が無難です．

作用時間の短い速効型インスリン分泌促進薬（グリニド系薬）は，血糖コントロール良好群でも前日夕まで投与可能ですが，腎機能低下例では，前日夕も中止します．eGFR 30 ml/分/1.73 m^2 未満の例では，日常のグリニド系薬の処方自体も朝1回になっていることが多いのですが，朝食

前血糖 100 mg/d*l* 未満の例では，前日朝も減量ないし中止を検討します．

　肝代謝のグリニド系薬でも，腎機低下例は注意してください．

　「腎機能低下例は，肝代謝の薬を使えば心配ない」というのは，抗生剤などの当該薬物の血中濃度が効果に直接関連する場合です．腎機能の関与の少ない代謝経路をもつ薬剤でも，作用時間が短い薬剤でも，実際に奏効しているのは，それらによって分泌促進されたインスリンであることを忘れてはなりません．いったん分泌されたインスリンの血中濃度は，腎機能によって影響を受けます．したがって，腎機能低下例においては，たとえ肝代謝の薬剤でも，前日夕から場合によっては前日朝からの減量ないし中止を検討します．

　高齢者，特に 75 歳以上は，腎機能低下があることを前提として調整します．

　再開時の内服量は，検査日の残された食事の回数・摂取量で決めます．

　延食のみで 3 食摂取の場合は，内服も食事に合わせて時間を変更するのみで，3 食に合わせて元の量にします．

　朝食禁の場合，3 回分服していたグリニド系薬は朝中止で昼夕は元の通り，朝夕 2 回分服の場合（SU 薬・グリニド系薬），SU 薬は朝分の全量ないしは半量を昼食時に内服し当日夕分は中止，グリニド系薬は夕より同量で再開．朝 1 回のみ内服（SU 薬・グリニド系薬）の場合は，SU 薬は一日中止あるいは昼食時に半量内服，グリニド系薬は当日中止，翌日再開とします．グリニド系薬は朝分を昼内服としても構いませんが，朝 1 回内服で血糖コントロール良好な例は，一日内服なしとしても，その後数日で血糖コントロール状態は元に戻ります．

　いずれも，高齢者や腎機能低下がある症例では，「まず低血糖を避ける」ように調整します．

2）チアゾリン薬・ビグアナイド薬・α-グルコシダーゼ阻害薬・SGLT2 阻害薬・DPP-4 阻害薬・GLP-1 受容体作動薬

　インスリン抵抗性改善薬であるチアゾリン薬・ビグアナイド薬，酵素活性阻害で腸管からの糖吸収遅延させ食後血糖を改善するα-グルコシダーゼ阻害薬，腎での糖の再吸収阻害で血糖を下げる SGLT2 阻害薬は，その機序からいずれも低血糖のリスクが少なく，DPP-4 阻害薬・GLP-1 受容体作動薬もインクレチン効果で血糖依存性にインスリン分泌を促す特性から単独では低血糖のリスクが少ないため，腎機能低下の有無は，薬剤投与量の調製自体には影響しますが，食待ちの際には特別に問題にはなりません．食待ち検査時は原則は「当日朝から検査後食事再開まで中止」です．また長時間作用型で週一回投与の GLP-1 受容体作動薬（トルリシティ®，ビデュリオン®）をあえて検査日に合わせて止める必要もありません．ただし，これらの薬剤の単剤使用で低血糖を生じたことのある例は，検査前日から禁止が無難です[注1]．SGLT2 阻害薬投与時は，腎臓からの糖喪失により常にケトン体産生の機序を有しうる状態にあり，糖喪失は薬剤中止後も数日継続するため尿ケトンが陽性の状態でコントロールされている場合，前処置として減食を要したり禁食が長時間となる検査の場合はケトン体の産生亢進でケトアシドーシスに移行するリスクを考慮し，検査数日前

注 1：「胃切除後の症例」はもちろんのこと，「インスリンあるいは SU 薬・グリニド系薬と併用していないのに低血糖を生じた」ことのある例は要注意です．食後のインスリン分泌と，消化管からの吸収の経時的パターンがずれることによって生じると考えられます（糖尿病性胃腸症などが基礎にあることもある）．これらの症例では無意識に眠前や食後数時間後に間食をとっていることがあり，食待ち検査前日の夕食後の禁食により夜間低血糖を生じる可能性があります．問診を十分行って，必要なときにはブドウ糖摂取を指示したり，検査前日からの中止も検討します．

から内服中止とします．また，SGLT2阻害薬投与開始後数日間は尿量が急に増加し脱水のリスクが高く十分な飲水をより要するため，長時間飲水禁を必要とする検査はこの時期を避けて計画します．

GLP-1受容体作動薬の場合，開始後胃もたれ感が続いている症例は，胃から腸への排泄遅延が疑われ（食物残渣），上部消化管検査等では（検査そのものの正確性のため）検査前1～3日中止をお勧めしますが，個人差が大きいので適宜判断が必要です．

造影剤使用例では，ビグアナイド薬は検査前[注2]から造影剤使用後48時間は中止，緊急で造影剤を使用しなければならないときは，使用後48時間中止とします．これは，腎機能低下時の乳酸アシドーシスを懸念してのことで，日本糖尿病学会ではeGFR 30～60 ml/分/1.73 m^2 の例においては，ヨード造影剤検査の前あるいは造影時にメトホルミンを中止して48時間後にeGFRを再評価してから再開することを推奨しています．

eGFR 45以上または60以上の場合でも，腎血流量を低下させる薬剤（レニン・アンギオテンシン系の阻害薬，利尿薬，NSAIDsなど）の使用がある場合，状態に合わせてそれらの内服薬も適宜調整し，「食止め・減食」が腎機能の急激悪化の引き金となりメトホルミンによる乳酸アシドーシスへの連鎖が生じないように，充分注意してください．

検査終了後の再開は普段通りで大丈夫ですが，GLP-1受容体作動薬とSU薬併用の場合，胃もたれ感のある症例ではSU薬は一日遅れて再開が安全です．DPP-4阻害薬とSU薬orグリニド系薬併用例は，食待ち検査による中止後の再開の際には「併用投与開始時」ほど，問題にはなりません．

◆◆インスリン投与例◆◆

1）インスリン依存状態例

まず，基礎分泌分のインスリン続行は必須です．

低血糖予防の観点から以下の調整を行います．留意点は，投与されているインスリンの「基礎分泌分」と「追加分泌分」が重なって奏効している可能性に配慮することです．持効型溶解インスリンは基礎分泌分を補うための投与で，血中濃度は投与後数時間からほぼ一定で安定と記載されているので理論上は低血糖を生じないはずです．その通りなら食待ち検査の場合は，食事分の追加分泌分を皮下注しなければよいことになります．CSIIなどで基礎分泌分と追加分泌分が明確に把握されて投与されている場合や，ペン型注入器による加療でも奏効分担がほぼ理論どおりになっている場合は，それで問題ありません．しかし，必ずしもうまく分けられていないことがあります．インスリンが枯渇している非肥満例はインスリンに対する感受性が非常に高く，緩やかなわずかのインスリン濃度の上昇が強く反映され，持効型溶解インスリンでも「まるで中間型インスリンを投与したかのような奏効パターン」を呈し，食前の速効型・超速効型インスリン効果に合流する形で奏効して（基礎分泌分だけでなく）食事による血糖上昇を抑えることに関与している場合があります．これに気づかずに超速効型・速効型のみ中止し禁食・延食にすると，持効型溶解インスリン投与後数時間から十数時間で（いつも定時に入るエネルギーがないために）低血糖を生じてしまいます．

注2：時間の具体的言及はなく，また，腎機能に関する扱いも国・施設により異なります．

持効型溶解インスリンを眠前に1日分投与すると，朝食前までに低血糖を生じるため（6単位でも低血糖になる例もあります）1日分を朝夕2回に分けて調整している例がありますが，その場合は1回皮下注量が少ないことから，翌朝食待ちによる低血糖のリスクは少なく，また，時効型溶解インスリンを朝1回で投与している例では，24時間後以降には低血糖となる可能性が低いことから，翌朝の食待ちは比較的安全にできますが，眠前ないしは夕に1回で1日量を投与していて，特に朝食分のbolusにあたる超速効型・速効型インスリンの量が昼と同量ないしは昼より少ない調整になっている例では，前述の合流の可能性があり，ランタス®はもちろん，時にはトレシーバ®でも，前日夕以降の皮下注量を70～80%程度に減量します．

　一方で，インスリン依存状態であるため，インスリン効果が途絶えないようにすることも必要で，ランタス®の場合は24時間弱で効果が弱まるため（その理由で2回皮下注になることも多いが），朝1回パターンで皮下注射している症例では，検査当日朝は1日量の10～30%量ないしは2単位を皮下注射し，検査終了後に残量を皮下注射して対応するのも一法です．短時間の皮下注延期なら，後述の血糖上昇に対する速効型・超速効型のスケール対応投与でもDKAなる可能性は低いのですが，注意が必要です．検査日までに時効型溶解インスリンの皮下注射時間を少しずつずらし，検査終了予定時間の20～24時間以内（たとえば夕昼食後）に皮下注射してもよいでしょう．トレシーバ®の場合は30時間程度以上の奏効継続が認められており，単純に検査終了まで当日分の皮下注射を延期します（また，延期が定時時間を過ぎて16時間以内なら当日分を同量で皮下注射し，翌日分は定時時間で皮下注射が可能とされています）．ランタスXR®もトレシーバ®に近い奏効パターンで奏効継続時間がトレシーバ®より数時間短いとされていますので，検査後に当日分投与でまず問題ありません．

　追加分泌分の超速効型・速効型インスリンは，検査前日に摂取エネルギーが減じるときはその分減量し（前項「経口薬のみの投与例」参照），当日朝食分は中止（禁食時）ないし延期（延食時）します．

　当日の朝からの血糖上昇に対しては，原則として，超速効型・速効型インスリンのスケール皮下注射で対応します（**表1**）．

　中間型インスリンと速効型・超速効型インスリンによるミックス製剤の3回ないし2回皮下注射となっている場合（持効型溶解インスリンやその合剤使用例で，時効型インスリンに責任があって低血糖を生じる例や，腎機能低下例，本人・介護者の負担軽減のため回数を減らす目的で適応されている高齢者例が多い），前日夕の皮下注射は50～80%に減じ，当日朝は定時インスリン皮下注射ではなく，スケールで血糖値にあわせて皮下注射します（**表1**）．血糖が200 mg/dl以下の場合，1～2時間後ごとに血糖測定し，上昇に合わせて適宜皮下注射します．その後の血糖測定は4～6時間後あるいは食事開始時に行います（持効型溶解インスリンを処方することもひとつの方法ですが，手持ちのミックス製剤だけでも対応可能です）．再開時は，基本的には以前のとおりに戻して問題ありませんが，インスリン効果が途切れないように留意します．摂食エネルギー量による調整は検査前と同様です．朝食禁の場合，ミックス製剤3回皮下注射パターンなら昼食前からもとのパターンに戻し，朝夕の2回皮下注射パターンなら，朝分の半量を昼に，夕分はこれまでの半量を皮下注射し，翌日からは元のとおりとします．

　インスリン依存状態症例の加療では，普段からインスリン量にスケールを取り入れていることが

表1　インスリン依存状態例のインスリンスケール例

スケールとは，（食前）インスリン皮下注前の血糖値により，予定皮下注量（基本量）に増減を加えること．Bolus 分の超速効型・速効型製剤や朝昼分のミックス製剤につけていることが多い．普段 151 mg/dl からスケールをつけていても，食待ち検査時は 200〜250 mg/dl からで可．

○スケール例 1（細かいが，普段スケールを使い慣れている患者の場合は，受け入れが容易）
＜Basal-Bolus　パターンの症例＞
以下の目安で超速効型・速効型を適宜皮下注して対応する．
スケール例：食前血糖 201〜250 mg/dl で 1 単位，251〜300 mg/dl で 2 単位，300 mg/dl 以上で 3 単位皮下注
（依存性で感受性の高い例は，血糖 50 mg/dl 上昇につき 0.5〜1 単位ずつの増量のパターンでスケールを組む．）

（例）平常時は「アピドラ®朝 6 単位・昼 6 単位・夕 4 単位（朝昼スケール有）　ランタス®朝・眠前　各 6 単位」
　　　平常時は「食血糖 151〜200 mg/dl で 1 単位，201〜250 mg/dl で 2 単位，250 mg/dl 以上で 3 単位増量」のスケールで，「朝血糖 220 mg/dl なら，6+2＝8 単位皮下注」と，対応しているケース
　　　検査前日の夕はランタス®4〜6 単位とし（平常時の空腹時血糖が 100 未満なら 4 単位が無難）
　　　検査日は「食前血糖 201 以上で 50 m/dl 上昇ごとに 1 単位ずつ増量のスケール」とする．

　　　検査当日朝の血糖 178 mg/dl →何もしない．⇒ 1〜2 時間後血糖再検
　　　血糖 210 mg/dl →スケールに従い 1 単位皮下注射⇒ 3〜4 時間後血糖再検し必要量追加．
　　　（速効型なら 5〜6 時間後再検・追加．ただし，それまでに検査終了していることが多い．）

（例）平常時は「ノボラピッド®朝 6 単位・昼 6 単位・夕 4 単位（朝昼スケール有）トレシーバ®夕（眠前）8 単位」としているケース
　　　○トレシーバ®による低血糖を認めず，平常時の空腹時血糖 100 mg/dl 以上の場合
　　　⇒検査前日夕（眠前）トレシーバ®8 単位皮下注，検査当日朝の血糖 131 mg/dl →何もしない．
　　　○平常時の空腹時血糖 100 mg/dl 未満の場合→前日夕（眠前）のトレシーバ®は 6 単位に減量

＜ミックス製剤パターン＞
　　　スケール例：食前血糖 201〜250 mg/dl で 2 単位，251〜300 mg/dl で 3 単位，300 mg/dl 以上で 4 単位

（例）平常時は「ヒューマログミックス 50®；朝 6 単位　昼 2 単位　夕 6 単位皮下注」としているケース
　　　検査前日　夕 4 単位．検査当日朝の血糖 187 mg/dl →何もしない⇒ 2 時間後再検
　　　血糖 261 mg/dl（その間低血糖症状なし）⇒ヒューマログミックス 50®：2 単位皮下注

○スケール例 2：（単純なので一般的に推奨）眠前の時効型の調整は上記と同様．
　　　当日のスケール「朝の血糖 250 mg/dl 以上で 2 単位」
　　　短時間なので，Bolus パターンもミックス製剤もこれで十分．

多いのですが，普段スケールなしで対応している場合でも，検査の翌日から 2〜3 日間スケールを取り入れると，早期に血糖コントロールを戻すのに有効です（表 1）．

2）インスリン非依存状態例

　肝・腎機能不全がなく血糖コントロール状態が安定している大半の症例では，当日朝のみの中止で問題ありません．前日夕以降皮下注射のインスリンが残っても，インスリン非依存状態では内因性インスリンが抑えられるというバッファーがあることと，暁現象も重なってあまり低血糖になりません．しかし，朝食前血糖が 100 mg/dl 未満の例や，肝・腎機能低下例，夕食時ないしそれ以降のインスリン製剤の投与量が 8 単位以上の例では，50〜80% に減量するか，超速効型・速効型インスリンを併用していれば，それらに切り替えて夕前に朝投与分の半量を皮下注射するのが安全です．朝 1 回皮下注射例は，前日の調整は原則不要ですが，高齢者・腎機能低下者では中間型・時効型溶解インスリンの奏効が日をまたいで重なっている可能性を考慮し，低血糖を避けるために，50〜80% へ減量することを検討します．

　例 1：平常時「朝ノボラピッド®8 単位，昼ノボラピッド®6 単位，夕ノボラピッド 30 ミックス®8 単位」

表2 インスリン非依存状態例のインスリン再開例

1) 朝昼が超速効型・速効型の場合，そのまま昼食時から再開します．
   例：各食前ノボラピッド®，朝ヒューマログ®・昼ヒューマログ®・夕 ヒューマログミックス50® など

2) 1日2回皮下注のミックス製剤の場合は，朝食禁なら，昼食前に朝分の半量を皮下注して，夕のインスリンは中止とし，翌日から普段通りに戻します．
   例：朝ヒューマログミックス25®；16単位，夕8単位
   ⇒昼食直前ヒューマログミックス25®：8単位，夕食前は皮下注なし．

3) 朝1回皮下注の場合は昼食前に朝分の半量を皮下注します．
   例：ノボリンN®（レベミル®）あるいはノボラピッド30ミックス® 朝16単位
   ⇒昼食前に8単位皮下注．夕食前皮下注なし．

4) スケールをつける場合は，151〜200 mg/dlで2単位増量，201 mg/dl以上で4単位増量等，50 mg/dlごとで2単位増量パターン対応が一般的（ただし，個人差があるので，個別に調整を検討する）．

　　⇒㊧ノボラピッド® 8単位　㊨ノボラピッド® 6単位，㊦ノボラピッド30ミックス® 4単位
　　またはノボラピッド® 4単位
例2：平常時「㊧ライゾデグ® 10単位，㊦ライゾデグ® 4単位」⇒前日㊧ライゾデグ® 10単位，㊦ライゾデグ® 2単位
例3：平常時「㊧ノボラピッド30ミックス® 14単位」皮下注射の76歳例⇒前日㊧ノボラピッド30ミックス® 10単位

再開法を表2に示します．

経口薬と同様に，検査後に摂食不良になる可能性がある場合は，検査後のインスリン製剤投与は当日は原則として食直後皮下注射とし，減量・中止も含め調整します．

おわりに

「食待ち」自体が工夫できないかということも考えて，検査を組む視点も大切です．

検査によっては，朝一番に検査を予定して朝食をずらし，必要なら前日から食事時間を少しずつずらしておけば，時間がずれただけで投与薬剤の調整が不要な場合もあります．

またCT・MRI等では食事から検査までは3時間空いていればよいので，昼食直前・夕食直前に検査を組むことが可能です．多くの患者は，「食事に合わせての内服・インスリン」で慣れていますので，食事がずれるだけという印象だと理解が容易です．

そのほか，基本的なことですが，検査前日の飲酒・過食は慎むことは，しっかりお話ししておきましょう．

（藤田寛子）

文　献

1) 各製剤添付文書．
2) 医薬品医療機器情報提供ホームページ．http://www.info.pmda.go.jp/
3) 日本腎臓学会・日本医学放射線学会・日本循環器学会（共同編集）：腎障害者におけるヨード造影剤使用に関するガイドライン．東京医学社，2012．
4) 日本糖尿病学会ホームページ．http://www.jds.or.jp/
5) ビグアナイド薬の適正使用に関する委員会：メトホルミンの適正使用に関するRecommendation（旧：ビグアナイド薬の適正使用に関するRecommendation）．2016年5月12日改訂版．

46 運転免許と糖尿病, 特に無自覚低血糖との関係について教えてください

被害者が死亡するような交通事故があった場合,その原因として加害者(運転者)の疾患が問題となることがあります.てんかん,ナルコレプシー(睡眠発作),脳虚血による意識障害や,認知症,統合失調症による運転ミスなどもあり,糖尿病以外にも事故に関連する疾患は多いのですが,糖尿病では低血糖による意識障害を特に考えねばなりません.

低血糖になると,通常は,「動悸」「冷や汗」「手の震え」「頭痛」などの低血糖症状が起きるので対応できますが,問題となるのは,いきなり意識障害を起こす「無自覚低血糖」です.運転中に「無自覚低血糖」を起こせば無自覚に意識障害を起こし,重大な事故につながる可能性が高いのです.

◆・糖尿病患者における運転免許・◆

道路交通法(2002年6月改正)では,糖尿病(疾患)があるからではなく,患者さん個々の運転適性が判断されるべきであるという考えが基本です.つまり,糖尿病で治療していて低血糖の可能性があっても,運転中に低血糖を起こさない,もしくは運転中の低血糖にうまく対応できるならば,「運転適性はある」と判断され,運転免許を与えられます.具体的には以下のようになります.

①低血糖を起こしても症状が軽いうちに自覚でき,運転を中止し補食をとれる人
②運転前の糖分摂取などにより,運転中の低血糖を未然に防ぐことができる人

しかし,運転免許があっても,運転中の低血糖への対策をとらず,低血糖で事故を起こした場合には,刑事責任を負うことになります.大した処分がなくても,運転ミスで人身事故を起こした場合,悔やんでも悔やみきれず,精神的負担になりますし,運転中の低血糖にうまく対処できないなら,運転はしないほうがいいでしょう.

2013年6月に改正された道路交通法では,運転に支障の出る病気(無自覚低血糖で運転に支障)がある場合,免許の取得や更新の時に申告が必要であり,故意に隠し免許を取得・更新する者に対して罰則が定められました.一方,正しい申告をして免許が失効になったとしても,無自覚低血糖が起こらなくなり再取得したい場合には,失効から3年以内ならば試験の一部が免除されます.また意識障害などを起こす病気をもっている場合には,個人情報であっても,医師(主治医)は公安委員会に届けることができるようになりました.意識障害などが原因の交通事故が増加しているためです.

◆・無自覚低血糖・◆

運転中に特に問題となる無自覚低血糖について解説します.
臨床上問題となる低血糖のほとんどは,薬物治療,それもインスリンもしくはインスリン分泌促

表　血糖値と低血糖症状

血糖値（mg/dl）	症状
70 ↓ 50	不安感，空腹感，発汗，動悸，頻脈，手指振戦，顔面蒼白など
↓ 30	無気力，倦怠感，頭痛，目のかすみ
↓	異常行動，意識低下，けいれん，昏睡

進薬（スルホニル尿素（SU）薬，グリニド系薬および類似薬）で治療されている場合です．通常，血糖が低下すれば血中インスリン濃度も低下し低血糖は起こりません．しかし，インスリン治療では皮下注射されたインスリンが残存するため，またインスリン分泌促進薬では血糖値にかかわらず膵β細胞が刺激されるため，血中インスリン濃度は低下せず低血糖となります．

血糖値が閾値（60〜70 mg/dl）以下に低下するとインスリン拮抗ホルモンのグルカゴン，アドレナリン，コルチゾールなどが血糖値を上げるように分泌され，アドレナリン系賦活による交感神経刺激症状（あたかも低血糖に対する警告症状）が出現します（表）．症状には「動悸」「冷や汗」「手の震え」などがありますが，低血糖症状の出かたには個人差があるので，「その患者さん独自の低血糖症状」を確認することが大切です．さらに血糖値が低下（50 mg/dl以下）すると中枢神経症状が出るようになり，さらに意識レベル低下，異常行動，けいれんなどが出現し昏睡に至ります．

通常は，交感神経刺激症状から低血糖に気づきブドウ糖を摂取するなど対応できます．しかし，高齢者やβ遮断薬投与中患者などでは交感神経刺激症状が出にくく，また頻回に低血糖を繰り返すと交感神経系異常が起こり，低血糖になっても交感神経刺激症状を自覚せず，いきなり意識障害を起こす場合もあり，これを無自覚低血糖と呼びます．

慢性合併症としての自律神経障害は，無自覚低血糖を起こしやすくはしますが主因ではなく，低血糖自体による交感神経系の異常が原因であると考えられます．数週間にわたり低血糖を起こすことなく適切な血糖管理をすることにより，低血糖への反応性を回復させることが報告されています．

◆◆運転する際の注意事項◆◆

インスリンを含む薬物療法をしている方では，低血糖を避けては通れません．運転中に低血糖を起こさないため，低血糖に気づいたら運転を一時中止して糖分を摂取するなどの工夫が必要になります．運転中の低血糖を防ぐための方法を，糖尿病患者は知っておく必要があり，医療スタッフは指導しなければなりません．以下に具体的な内容を記載します．

①低血糖になりやすい時間帯にひとりで運転することはなるべく控える．
②運転するときには，いつも低血糖を念頭に置く．
③運転直前に血糖値を確認し，低血糖を起こしそうな場合には糖分の補給を行う．
④運転中に低血糖を起こしてしまったら，すみやかに車を安全な場所に停車し，症状の軽い段階に糖分補給を行う．運転を再開する前に，低血糖症状がないか確認する．
⑤車内に必ず補食（ジュース，砂糖，ブドウ糖など）を常備する．
⑥長時間運転する場合には一定時間で休憩をとり，血糖測定を行う．疲れや車の振動により低血糖症状がわかりにくくなるので注意する．

〈小杉圭右〉

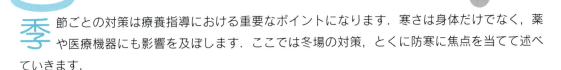

47 糖尿病患者の防寒対策について教えてください

　季節ごとの対策は療養指導における重要なポイントになります．寒さは身体だけでなく，薬や医療機器にも影響を及ぼします．ここでは冬場の対策，とくに防寒に焦点を当てて述べていきます．

◆◆ 感染症対策 ◆◆

1）インフルエンザの流行期前対策

　インフルエンザは毎年1～2月に流行のピークがあります．インフルエンザワクチンの効果は5カ月ほど持続し，流行は春に終了するため，毎年11月頃にはワクチン接種を指示しましょう．また，肺炎球菌ワクチンはインフルエンザワクチンとの併用が望ましいといわれていますので，このワクチンの接種も指導しましょう．肺炎球菌ワクチンは接種後1カ月で効果が最も強くなり，5年間は効果が持続します．

2）インフルエンザの流行期対策

　感染症予防の基本は，無理をせずストレスを避け，十分な睡眠をとり，良好な血糖コントロールを保つことです．そうすればウイルスに対する抵抗力を保ち，感染症にかからない体力を養えることを説明しましょう．

　インフルエンザウイルスが体内に侵入する経路には，飛沫感染と接触感染があります．このため，外出時はマスクを着用し，鼻と口の両方を確実に覆って隙間ができないようにすることを指導しましょう．外出した後はせっけんやハンドソープを使って，手のひらから手の甲，指や爪のあいだ，手首までしっかりと洗い，洗った後はきれいなタオルで十分に拭きとることを指導しましょう．

　もしもインフルエンザの症状が現れたら，一刻も早い病院への受診が重要です．インフルエンザの検査でウイルスへの感染が判明すれば，抗インフルエンザウイルス薬を処方し，治療の必要があります．糖尿病急性合併症（糖尿病ケトアシドーシス，高浸透圧高血糖症候群）の合併に注意し，必要があれば救急病院への紹介を考慮しましょう．

◆◆ ヒートショック対策 ◆◆

　ヒートショックとは急激な温度変化にさらされることで体が受ける影響のことで，脳出血・脳梗塞や心筋梗塞の原因となります．特に冬場の入浴中に多いことが知られています．以下の点について患者に指導しましょう．

1）脱衣所や風呂場をあらかじめ暖めておく

脱衣所や風呂場での暖房器具の利用や，浴槽にシャワーを使ってお湯をためるなどの工夫で浴室温度を上げることができます．また，風呂のふたを入浴前に開けておいたり，洗い場に湯を流したりして暖めることもできます．一番風呂は避けることや，洗い場にマットを敷くことも効果があります．

2）湯温を 42 ℃以上にしないようにする

湯と脱衣所との温度変化が大きくなると，血圧変動も大きくなり危険です．湯温が 42 ℃以上にならないように温度計で測定するか，手で確認するように指導しましょう．足に神経障害がある場合，感覚低下のため温度の判断ができない旨を説明しましょう．

3）長風呂しない

長風呂はのぼせの原因となります．長時間風呂につからないように指導しましょう．

また，急に立ち上がると，血管の拡張や，水圧の急な減少のために血圧が低下します．手で体を支えながら，ゆっくりと風呂から上がることを指導しましょう

4）声かけする

風呂は密室のため，入浴中に具合が悪くなっても家族はなかなか気づくことができません．このため，家族と一緒に入浴したり，入浴中に家族が声をかけることを指導しましょう．ひとり暮らしの場合は，近くの公衆浴場や温泉センターなどの利用ができないか一緒に考えてみましょう．

◆◆糖尿病療養上の対策◆◆

運動療法や普段の生活にも冬場ならではの配慮が必要です．以下の点を指導しましょう．

1）運動療法

(1) 当日の体調に気をつける

体調は，自覚症状のほか，体温や血圧自己測定や血糖自己測定などでチェックすることが可能です．どの程度であれば運動可能であるかを，前もって決めておくことが重要です．

(2) 入念な準備をする

運動の前にはウォーミングアップ，運動が終わればクーリングダウンを行います．運動は早朝や夕方以降は行わず，ウォーキングはその日の気温や天候によって選択するルートを前もって考えておくとよいでしょう．

(3) 体温調節に気をつける

服装は，運動開始時は保温性の高いものを選びます．その後は体温が上昇してくるので，細かに着脱が可能な服装や，汗の蒸散が早い下着などを使用しましょう．特に寒い日には，手袋，耳当て，帽子などが必要です．

水中運動の場合，運動中に震えが出る場合はすぐにプールから上がり，温水シャワー，採暖室を活用して体温低下を防止する必要があります．30℃未満の水温では水中運動を行わないよう注意を促します．

2）暖房に関する注意点

暖房が低温やけどの原因となることがあります．低温やけどを起こさないために暖房器具は皮膚から離して使用し，からだ付近の温度は 40℃以下を保つように気をつけます．こたつではヒー

表　糖尿病患者の防寒対策

項目	指導内容
インフルエンザ	ワクチン接種，体調管理，マスク，手洗い，病院受診
ヒートショック	脱衣所・風呂の室温，湯温（42℃未満），入浴時間，安全確認
運動療法	体調管理，準備運動，散歩経路，体温管理（服装・水中運動）
暖房	低温やけど（こたつ・電気毛布・湯たんぽ・自動車のヒーター）
インスリン	保管温度（使用前：要冷蔵および凍結防止，使用中：1～30℃），注射時温度，気泡
血糖自己測定	測定温度（10～40℃）・湿度（20～80%），保管温度（1～30℃），手洗い

ターの直下が高温となるため，設定温度を低くし足は端に置き，こたつのなかで寝ないように指導しましょう．電気カーペットを使用する場合は，皮膚との接触部が圧迫されて血液の循環障害をきたすため，やけどを起こしやすくなります．電気毛布はその上に厚手の布団をかけて寝る前に保温し，就寝時には電源を切ったりタイマーを使用するなどしてやけどとならないように工夫します．湯たんぽやカイロは，皮膚への直接接触，圧迫，および1カ所への長時間使用を避けます．また，自動車のヒーターも足元の温度が上がり過ぎないように注意しましょう．

3）インスリンに関する注意点

凍結したインスリンは薬効がなくなります．使用前のインスリンは凍らないように冷蔵庫の扉側に保管します．使用中のインスリンの保管温度は1～30℃ですので，寒冷地では暖房のない部屋や寒い玄関，自動車のなかなどに置いておくと凍結する可能性があるので注意しましょう．

冷えたインスリンは注射時の痛みが強く，皮下脂肪萎縮（インスリン注射部位の脂肪の減少）の原因となります．インスリン注射時は，前もって室温になじませ，注射器内気泡の有無に注意するよう指導しましょう．

4）血糖自己測定に関する注意点

血糖自己測定器や測定センサーは室温10～40℃，湿度20～80%の環境に20～30分以上なじませてから血糖測定を行います．センサーの保管温度（1～30℃）にも注意が必要です．範囲外の温度で保管したセンサーは劣化し，正しい結果が得られない恐れがあります．

血糖自己測定のときに，みかんなどの果汁が手に付いているとその糖分も測定してしまうので，誤った高血糖となってしまいます．採血前には，必ず流水で手洗いをして汚れを落とすことが重要です．

糖尿病患者の防寒対策について**表**にまとめました．ご参照ください．

〔豊永哲至〕

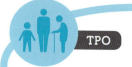

48 糖尿病患者の熱中症対策について教えてください

熱中症とは高温な環境を主因とする多彩な症状の総称であり，①脱水に伴う症状（めまい，頭痛，吐き気，失神，筋けいれんなど）および②うつ熱による体温上昇に伴う臓器不全の2つが含まれます．人体は，スポーツ・仕事・日常生活を通して筋活動や食事の代謝による熱を産生（産熱）しています．人体は体液の維持よりも体温の維持を優先するので，産熱の量に応じて熱を放散（放熱）しようとして皮膚血管の拡張と発汗を生じます．また，暑さを感じると，服を脱ぐ，扇風機を回すなどの行動による体温調節も行います．汗は，血清を原料にエクリン汗腺から分泌され，体表面で水分を蒸発させることで放熱の効率を一気に上げますが，血清の水分と電解質が急に失われます．これらがうまくいかず，水分・塩分（ナトリウム）・体温の平衡が崩れるのが熱中症の病態です．2次的に，ミスや事故の発生，活動の質や効率の低下などを招きます．

放熱を妨げる環境条件として，高温・多湿・無風な気候，放射熱（太陽光・発熱源）の存在，透湿性・通気性の悪い服装，連続的な活動などがあります（図）．熱中症の発生には個人差が大きく影響し，高年齢・肥満・脱水・動脈硬化・感覚障害・認知症などは不利な条件です．実際に，暑い夏には高齢者が自宅で熱中症に罹患する事例が増加しており，糖尿病の人は総死亡が1.17倍で有意に上昇しているという報告もあります[1]．

◆◆糖尿病による熱中症の発生リスク◆◆

糖尿病では，皮膚血流の減少，血管内の脱水，発汗作用の抑制などからうつ熱を生じやすくなります．

まず，血糖値が高くインスリン抵抗性が強いほどスーパーオキシドアニオン（O_2^-）が増加して血管拡張作用のある一酸化窒素（NO）が不活化されやすくなることで，内皮由来弛緩因子（endothelium-derived relaxing factor, EDRF）の作用が低下します[2,3]．その結果，放熱のための皮膚血流の増加が不十分になり，発汗量も減少しますので，放熱量が低下します．その際，発汗は健常者と同時に始まるのですが，発汗量の上昇速度や最大値が抑制されます[4]．したがって，運動や作業などの労作で発生する熱中症のリスクがより大きくなります．実際に暑い環境下での運動で，2型糖尿病の患者は皮膚血流量や発汗量の増加が非罹患者と比べて少なく，放熱量が減り体温が上昇しやすいことが報告されています[5]．動脈硬化や合併症が進行すると，この傾向も顕著になると考えられます．動物実験によれば，糖尿病の存在は暑熱への曝露による脳血液関門などの障害を増悪させることが示唆されています[6]．

また，尿糖や尿蛋白は浸透圧利尿により血管内の脱水を招きます．

さらに，感覚神経の機能低下は暑さの自覚を遅らせ，自律神経の機能低下はコリン作動性交感神

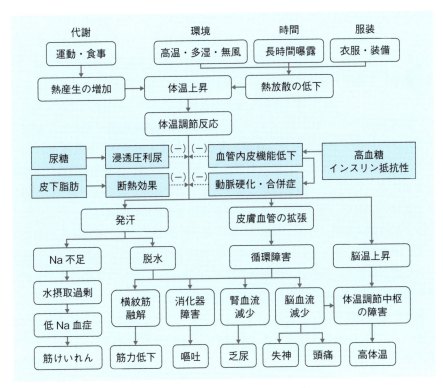

図　熱中症の発生機序と糖尿病の影響

経支配であるエクリン汗腺の反応を遅らせます．
　厚い皮下脂肪があると断熱層としてはたらき，脂質代謝異常や高血圧を伴うと血管拡張作用が弱まり，ループ利尿薬やサイアザイド系利尿薬などの内服薬や栄養指導の内容によっては循環血液量や細胞外液中のナトリウム量が減ります．これらのことから，糖尿病のなかでも血糖コントロールが悪い状態は，熱中症を生じやすいリスクになります．

◆◆暑熱曝露による糖尿病の増悪リスク◆◆

　糖尿病患者は，発汗による脱水に伴って，糖尿病に合併する細小血管障害が増悪し，脳梗塞や心血管イベントなどの大血管障害も起こしやすくなります．脱水の繰り返しと糖尿病との関係は悪循環に陥ります．
　ただし，現在のところ，高温な環境における持病の増悪を熱中症とは呼ばず，労災補償を支給する業務上疾病にもこれらの病態は含まれません．

◆◆熱中症の予防と対応◆◆

　近年，環境省は，夏場に暑さ指数（湿球黒球温度，Wet Bulb Globe Temperasture, WBGT）を公表して熱中症の予防に積極的に取り組んでおり，この値が28℃以上の場合には特に注意するよう指導しています[7]．また，厚生労働省は，職場での熱中症対策のための指針を公表しています[8]．熱中症を予防するには，暑さを避けるとともに暑さに慣れること（順化）も大切です．3～4日続

けて汗をかくと単位皮膚面積当たりの発汗量が徐々に増加して体温を維持しやすくなります．ですから，暑い場所での行事の前に何度か汗をかく程度の運動をしておき，最初の数日間は無理せず休憩を長く取ります．

　休憩中は，体温・心拍数・体重を測定し，活動前の状態に回復するまで上着を脱いで風を送りながら水分を補給します．ここで，発汗速度が増えると汗のナトリウム濃度は上昇することに留意して，大量に発汗するときはそれに見合った水分と塩分をこまめに補給することが必要です．ただし，熱中症予防のためのスポーツ飲料（食塩濃度 0.1% 以上＝ナトリウム濃度 40 mg/100 ml または 17 mEq/l 以上）は，消化管からの吸収促進などのために 4～6% 程度の糖が添加されていることもありますので，エネルギー量を確認しながら摂取量が過剰とならないように制限します．塩分制限も含めて食事や飲料については主治医とよく相談するよう促します．

　環境面では，発熱源の隔離，日光・熱風の遮断，蒸気・熱気の排気，空調・扇風機の併用，すだれ・ベランダの植栽・窓のフィルム・建物外壁の熱交換塗料・微細な水蒸気ミストの噴出など，実現可能な対策を講じます[9]．服装は，襟元や手足が開放的なクールビズ用の衣服を着用し，屋外では日よけつきの帽子・日傘・ぬらしたタオル類を使用します．

　糖尿病に罹患している場合は，労作時にうつ熱しやすいことに留意して，健常者よりも休憩の頻度や時間を増やすように工夫します．また，血糖のコントロールが良好でインスリン抵抗性が改善すると，内皮依存性血管拡張も改善が期待できます．そして，禁煙，高血圧の改善や薬剤の見直し，脂質代謝異常の治療，皮下脂肪の低減ができれば，放熱の効果が上がり，熱中症のリスクが下がります．日常生活で体温と血糖を上手に調節するには，睡眠不足・飲酒・不規則な食生活を避けることが何より大切です．

（堀江正知）

文　献

1) Schwartz, J. : Who is sensitive to extremes of temperature? : A case-only analysis. *Epidemiology*, **16**(1) : 67～72, 2005.
2) Williams, S. B., Goldfine, A. B. et al. : Acute hyperglycemia attenuates endothelium-dependent vasodilation in humans in vivo. *Circulation*, **97**(17) : 1695～1701, 1998.
3) 小林恒雄：糖尿病性血管合併症におけるインスリンと酸化ストレスについて．薬学雑誌 **128**(7) : 1013～1021, 2008.
4) Kenny, G.P., Sigal R.J. et al. : Body temperature regulation in diabetes. *Temperatue(Austin)*, **3**(1) : 119～145, 2016.
5) Kenny, G. P., Stapleton, J. M. et al. : Older adults with type 2 diabetes store more heat during exercise. *Med Sci Sports Exerc*, **45**(10) : 1906～1914, 2013.
6) Muresanu, D.F., Sharma, A. et al. : Diabetes aggravates heat stress-induced blood-blain barrier breakdown, reduction in cerebral blood flow, edema formation, and brain pathology: possible neuroprotion with growth hormone. *Ann N Y Acad Sci*, **1199** : 15～26, 2010.
7) 環境省熱中症予防情報．
http://www.wbgt.env.go.jp/
8) 厚生労働省労働基準局：職場における熱中症の予防について（平成 21 年 6 月 19 日付け基発第 0619001 号），2009.
http://www.mhlw.go.jp/stf/houdou/2r98520000029 dal-att/2r98520000029 dcb.pd
9) 堀江正知：熱中症を防ごう―熱中症予防対策の基本（第 3 版）．中央労働災害防止協会，2016.

索引

あ
アスピリン ……………… 97
アテローム血栓症 …………… 97
アルコール摂取 ……………… 67
アルツハイマー病 …………… 114
一包化調剤 ………………… 65
医療情報システムの安全管理に関するガイドライン ……… 5
インクレチン関連薬 ………… 58
飲酒 ………………………… 28
インスリン ………………… 76
インスリンオミッション …… 33
インスリン自己注射 ………… 63
インスリン デグルデク …… 70
インスリン導入 …………… 61
インフルエンザ …………… 149
うつ病 ……………………… 91
うつ病を併存する糖尿病患者 ……………………………… 91
運転免許 …………………… 147
運動 ………………………… 39
運動療法 …………………… 150
エキセナチド ……………… 53
エストロゲン受容体作動薬 ………………………………… 107
エネルギー ………………… 21
エルゴメータ運動 ………… 45
エンパワーメント・アプローチ ……………………………… 104
おせち料理 ………………… 26
オンラインでの情報共有 …… 4

か
外食 ………………………… 27
外来インスリン導入のポイント ……………………………… 75
外来インスリン導入パス …………………………… 61, 73
カイロミクロン …………… 111
過食性障害 ………………… 31
カリウム …………………… 25
感染症対策 ………………… 149
記憶障害 …………………… 114
挙児を希望する場合 ……… 134
クリニカルパス …………… 7
クレアチニンクリアランス Ccr ……………………………… 125
経口血糖降下薬 …………… 67
血糖自己測定 ……………… 79
見当識障害 ………………… 115
抗血小板療法 ……………… 97
抗血小板薬抵抗性 ………… 99
高TG血症 ………………… 112
高リン血症 ………………… 25
高齢者の血糖コントロール ……………………………… 129
高齢者の服薬管理 ………… 64
国民健康・栄養調査 ……… 13
骨折 ………………………… 105
骨粗鬆症 …………………… 105

さ
災害時の糖尿病治療 ……… 131
再診時の指導 ……………… 9
座位運動 …………………… 41
在宅自己注射指導管理料 …… 82
視覚障害 …………………… 126
持効型溶解インスリンアナログ …………………………… 48, 70
自己血糖測定 ……………… 82
自己注射 …………………… 82
時差 ………………………… 137
脂質異常症 ………………… 94
持続血糖測定器加算 ……… 83
持続血糖モニター ………… 79
シックデイ ………………… 58
失認・失行 ………………… 115
小児期 ……………………… 18
小児科から内科への移行 …… 18
情報の入手 ………………… 131
食塩 ………………………… 23
食待ち検査時 ……………… 141
初診時の指導 ……………… 7
腎機能障害患者 …………… 56
神経性過食症 ……………… 32
神経性やせ症 ……………… 31
心血管イベント …………… 94
心理的ケア ………………… 103
推算糸球体濾過量 eGFR … 125
スタチン …………………… 95
ストレッチング …………… 41
スポーツ …………………… 39
スマートフォンを用いた血糖管理 ……………………………… 89
すわろビクス ……………… 42
生活習慣病教室 …………… 2

155

成人期 …………………… 19
摂食障害 ………………… 31

た
体重管理 ………………… 88
多剤併用 ………………… 64
脱水 ……………………… 39
脱水予防 ………………… 132
たんぱく質 ……………… 21
暖房 ……………………… 151
チアゾリジン薬 ………… 106
チェア・エクササイズ … 41
長時間の運動 …………… 40
超速効型インスリンアナログ
 …………………………… 47
超速効型インスリンアナログ混
 合製剤 ………………… 48
超速効型アナログ・持効型溶解
 アナログ混合配合薬 … 49
超低比重リポ蛋白 ……… 111
腸内細菌 ………………… 35
治療状況 ………………… 16
低温やけど ……………… 151
低血糖 …………… 19, 39, 65
電子カルテ ……………… 4
透析患者への運動療法 … 44
糖尿病教室 ……………… 1
糖尿病カンバセーションマップ
 …………………………… 3
糖尿病外来初期診療クリニカル
 パス …………………… 7
糖尿病が強く疑われる者 … 15
糖尿病神経障害 ………… 108
糖尿病腎症生活指導基準 … 22
糖尿病性脂血症 ………… 111
糖尿病性腎症病期分類 … 123
糖尿病性多発ニューロパチー
 …………………………… 108

糖尿病透析患者 ………… 102
糖尿病透析予防指導管理料
 …………………………… 116
道路交通法 ……………… 147

な
日本人の食品群別栄養素等摂取
 量 ……………………… 24
乳酸アシドーシス ……… 56
妊娠中の血糖コントロール
 …………………………… 134
認知機能障害 ……… 65, 129
認知症 …………………… 114
熱中症 …………………… 152
年末年始の食事療法 …… 26

は
肺炎 ……………………… 119
肺炎球菌性肺炎 ………… 119
肺炎球菌ワクチン ……… 120
ヒートショック対策 …… 149
ビグアナイド薬 ………… 55
ビスホスホネート製剤 … 107
避難所 …………………… 132
肥満 ……………………… 18
フィブラート …………… 95
服薬アドヒアランス …… 64
服薬指導 ………………… 10
フリーインテイク ……… 18
防寒対策 ………………… 151
ポリファーマシー ……… 64

ま
マラソン ………………… 39
無自覚性低血糖 …… 129, 147
メトホルミン …………… 55
餅 ………………………… 28

や
夜間糖尿病教室 ………… 7
薬局での療養指導 ……… 11
有酸素運動 ……………… 42
有病者数 ………………… 15
有病割合 ………………… 13
ヨード造影剤 ……… 56, 143

ら
リポ多糖類 ……………… 36
旅行 ……………………… 137
リラグルチド …………… 52
レジスタンス運動 ……… 45

欧文
continuous glucose
 monitoring：CGM …… 79
CKD 重症度分類 ……… 124
COMPASS プロジェクト … 11
Diabetic lipemia ……… 111
DPP-4 阻害薬
 ………………… 58, 106, 142
GLP-1 受動体作動薬
 ………………… 50, 52, 76, 142
GLP-1 受動体作動薬の副作用
 …………………………… 53, 60
LPS ……………………… 36
metaborlic endotoxemia … 36
PAID 質問票 …………… 102
Personal Health Record
 （PHR） ………………… 6
Self Monitoring of Blood
 Glucose：SMBG ……… 79
SGLT2 阻害薬 …… 106, 142
SMBG 器の原理 ………… 84
VLDL …………………… 111

プラクティス・セレクション 4
糖尿病の療養指導Q&A vol. 1　　ISBN978-4-263-23653-6

2018年 5月25日　第1版第1刷発行

企　画　『プラクティス』
　　　　　編集委員会
編　集　野　田　光　彦
発行者　白　石　泰　夫
発行所　医歯薬出版株式会社
〒113-8612　東京都文京区本駒込1-7-10
TEL.（03）5395-7617（編集）・7616（販売）
FAX.（03）5395-7609（編集）・8563（販売）
https://www.ishiyaku.co.jp/
郵便振替番号 00190-5-13816

乱丁，落丁の際はお取り替えいたします　　印刷・あづま堂印刷／製本・明光社

Ⓒ Ishiyaku Publishers, Inc., 2018. Printed in Japan

本書の複製権・翻訳権・翻案権・上映権・譲渡権・貸与権・公衆送信権（送信可能化権を含む）・口述権は，医歯薬出版（株）が保有します．

本書を無断で複製する行為（コピー，スキャン，デジタルデータ化など）は，「私的使用のための複製」などの著作権法上の限られた例外を除き禁じられています．また私的使用に該当する場合であっても，請負業者等の第三者に依頼し上記の行為を行うことは違法となります．

JCOPY ＜（社）出版者著作権管理機構　委託出版物＞

本書をコピーやスキャン等により複製される場合は，そのつど事前に（社）出版者著作権管理機構（電話 03-3513-6969，FAX 03-3513-6979，e-mail：info@jcopy.or.jp）の許諾を得てください．

糖尿病診療と療養指導に役立つ臨床総合誌『プラクティス』発！

プラクティス・セレクションシリーズ

糖尿病を診る ポケット検査事典

『プラクティス』編集委員会　企画／島田　朗・黒瀬　健・三浦義孝　編著
新書判　224頁　定価（本体3,000円＋税）　ISBN978-4-263-23648-2

● 糖尿病診療に必要な検査をコンパクトにまとめた臨床に役立つポケット事典．糖尿病の「コントロール目標，病態評価，診査・診断」から，「合併症の観察・管理，内分泌，膵外分泌，感染症関連」まで，「糖尿病を診る」ために必要な約150項目を網羅．

糖尿病医療を志す
先達から若き人へ贈る言葉129

『プラクティス』編集委員会　企画／野田光彦・吉岡成人・三浦義孝　立案
A5判　288頁　定価（本体3,000円＋税）　ISBN978-4-263-23649-9

● わが国の糖尿病医療をリードしてきた先達は，何を考え，どう行動してきたのか——．129人の先達から若き人へ伝えたい，糖尿病医療の真髄が今ここに！

糖尿病 医学史談
臨床・研究の歴史をひもとく

葛谷　健　著
B5判　252頁　定価（本体5,000円＋税）　ISBN978-4-263-23650-5

● 糖尿病臨床・研究のエポックメーキングな出来事を取り上げ，インスリン発見後から現在へ至る糖尿病治療の現代史をまとめた『プラクティス』連載が待望の書籍化．臨床家の書棚に，施設図書館に常備いただきたい一冊．

医歯薬出版株式会社　〒113-8612 東京都文京区本駒込1-7-10　TEL03-5395-7610
FAX03-5395-7611　https://www.ishiyaku.co.jp/